AF325318

RECHERCHES

SUR

LE POULS,

PAR RAPPORT AUX CRISES.

TOME III.

SECONDE PARTIE.

RECHERCHES

SUR

LE POULS,

PAR RAPPORT AUX CRISES,

Par M. THÉOPHILE DE BORDEU, Docteur
en Médecine des Facultés de Paris & de Montpellier.

TOME III.

SECONDE PARTIE,

CONTENANT les décisions de plusieurs savans
Médecins sur la Doctrine du Pouls, avec des
Réflexions & quelques Dissertations qui n'ont
point encore vu le jour ; on y a joint une
Dissertation nouvelle sur les sueurs critiques
& leurs pouls.

In vitium ducit culpæ fuga, si caret Arte.
Horat. de Arte Poët.

A PARIS,

Chez THÉOPHILE BARROIS le jeune, Libraire, quai
des Augustins, N°. 18.

Avec Approbation, & Privilège du Roi.

RECHERCHES
SUR LE POULS.
SECONDE PARTIE.

N°. LIX.

JUGEMENT de Monfieur SOLEILHET, Docteur en Médecine de la Faculté de Montpellier ; ou Lettre de ce Méde--cin, au fujet d'une hiftoire du Pouls, publiée par M. de Haen en 1768.

*NOUS allons rapporter l'ouvrage de M. Soleilhet, tel qu'il fe trouve dans le Journal Encyclopédique des mois de Septembre, Octobre & Novembre de l'année 1769 ; nous y ajouterons feulement, pour la commodité des Lecteurs, le fommaire de chacun des articles qu'il contient : nous terminerons le tout par quelques nouvelles réflexions. Laiffons d'abord parler M. Soleilhet ; il s'adreffe à M. Roux.

Tome III. IIe. Part.   O bis

LETTRE

DE M. SOLEILHET.

Respect dû à M. de Haen, qui va rétablir l'honneur d'Hippocrate, & apprendre l'Histoire du Pouls à l'Espagne & à la France.

J'ESPÈRE, Monsieur, que vous me ferez la grace de me mettre dans la liste des témoins qui déposent en faveur de la nouvelle doctrine du pouls. Je dois rendre justice à ceux qui m'ont éclairé sur ce point ; & je me propose de m'acquitter de ma dette, en tournant entiérement à leur profit, quelques remarques faites par M. de Haen dans un ouvrage qui vient de paroître. (*Antonii de Haen, pars duodecima Rationis Medendi, &c. Vienn. Austr.* 1768).

Pénétré de respect pour M. de Haen, je ne m'écarterai point de ce que je lui dois : je le supplie de me mettre au nombre de ses disciples : je vais prendre la liberté de lui parler comme à mon Maître, & de lui présenter mes idées, jointes à celles d'un de mes amis, qui donnera un jour le résultat de ses remarques sur cette matière.

M.

M. de Haen laisse entendre que les modifications du pouls nouvellement décrites, ou les rithmes particuliers qui viennent d'être rangés en classes & en espèces, ne font point de pure invention ; qu'ils se trouvent dans la nature ; que ceux qui les ont publiés, ne les ont point imaginés.

Il annonce qu'il a lui-même fait quelques pronostics heureux sur le pouls : il rapporte l'histoire de quelques maladies dans lesquelles on retrouve les traces de quelques modifications du pouls, qui précèdent des évacuations : il convient qu'Hippocrate & ses successeurs ont employé les signes du pouls, pour prédire quelques révolutions notables dans les maladies.

Ces aveux faits par un homme aussi instruit que M. de Haen, honorent la doctrine du pouls ; ils doivent lui assurer tous les suffrages. Mais il reste encore quelques doutes à ce grand homme ; à qui n'en reste-t-il pas sur les différentes parties de la Médecine, si sujette aux différences d'avis & de manières de penser !

Je me propose pourtant, Monsieur, d'applanir ces petites difficultés, & de mettre la question du pouls dans le même rang que tant d'autres ; par exemple, celles de l'application de la ſaignée & des purgatifs ; celles de la doctrine des criſes, de l'hiſtoire des urines, des évacuations du ventre & des crachats ; celles qui peuvent avoir trait à toutes les ſources dans leſquelles nous puiſons des indications, pour placer nos remèdes ; celles enfin qui concernent la nature de ces maladies.

Si je prouve à M. de Haen, qu'il doit compter ſur la nouvelle doctrine du pouls, autant que ſur toutes les règles de pratique qu'il a ſuivies chez les malades, dont il fait l'hiſtoire dans les douze parties de ſon ouvrage ; qu'il y a, dans ces douze parties, un grand nombre d'aſſertions ſur leſquelles on peut jetter non moins de doute que ſur les ſignes tirés du pouls ; il me permettra de conclure que, puiſqu'il n'a pas été frappé, comme il devoit l'être, de ce qu'on pouvoit oppoſer aux opinions qu'il a adoptées, pour renoncer à ces opinions, il doit de même paſſer courageuſement pardeſſus quelques ſoupçons, qu'on pourroit faire naître ſur la doctrine du pouls.

Dans quelle carrière vais-je entrer ! J'y entrerai avec confiance, guidé par

M. de Haen lui-même : il me permettra de lui adresser la parole, & vous aussi, Monsieur ; il verra que je cherche non point à chicaner, mais à m'instruire, & à instruire aussi ceux qui peuvent avoir besoin de ses leçons.

Je m'engage, mon respectable Professeur, à éclaircir ce qui vous fait hésiter dans l'histoire du pouls : mais je vous supplie de consentir que ce soit aux conditions suivantes. Vous me ferez la grace de répondre aux questions que je vais prendre la liberté de vous adresser ; & lorsque vous aurez répondu à chacune en particulier, j'aurai l'honneur de vous marquer l'effet que votre réponse aura produit dans mon esprit. Il m'est absolument impossible de m'expliquer avec vous, si vous ne daignez m'accorder ma demande ; c'est un préalable nécessaire : nous ne pouvons nous entendre, sans convenir de plusieurs faits, qui doivent servir d'éclaircissement à la matière que nous aurons à traiter ensemble ; ou plutôt ces faits bien éclaircis, doivent me mettre à portée de profiter de vos leçons. Votre réponse à mes questions, sera la première que vous me donnerez.

Vous annoncez que vous avez déjà

fait l'hiſtoire du pouls, dans vos précédens volumes (*hiſtoriam conſcripſi*) : vous vous expliquez de manière à laiſſer croire que les (ou *des*) Médecins modernes, Eſpagnols & François, vous ont demandé d'étendre cette hiſtoire, & de la rendre plus claire ou plus complette (*Recentiores Hiſpani Gallique, eamdem à me extenſiorem longè, explanatioremque popoſcerunt*). Quoique je ne connoiſſe point ces Médecins Eſpagnols & François, qui ſe ſont adreſſés à vous, j'eſpère que vous voudrez bien me traiter comme eux : puiſque deux nations vous prennent, pour ainſi dire, pour juge, jugez un particulier comme moi.

I°. Je vous demande s'il eſt bien certain que vous ayez rétabli l'honneur d'Hippocrate, comme vous l'aſſurez (*reſtitui honorem*), en nous apprenant que, s'il l'eût voulu, il eût pu s'étendre ſur le pouls beaucoup plus qu'il ne l'a fait (*ſi voluiſſet, potuiſſet*) ? Ne vous ſuffiſoit-il pas de dire, à-peu-près comme le Clerc & tant d'autres, d'après Galien, & enfin comme M. Menuret, qu'Hippocrate n'a fait que rarement attention au pouls ; qu'il ne l'ignoroit pas entiérement, mais qu'il l'a négligé,

& qu'avant son siècle, on le connoissait encore moins que lui ? Ne rendrois-je pas Hippocrate très-coupable, & digne du mépris de tout le monde, en assurant que s'il eût voulu peindre le pouls (par exemple, dans le premier & le troisième livre des Epidémies, où ce sujet auroit si bien cadré avec le reste), il l'eût pu ? N'est-il pas plus honnête pour la mémoire d'Hippocrate, de dire qu'il ne sentit pas bien l'importance du pouls ?

En un mot, croyez-vous, Monsieur, connoître le pouls mieux qu'Hippocrate ? ou pensez-vous que ce que vous avez ramassé dans ses ouvrages, & dans ceux qui lui sont attribués, doive me suffire pour me conduire dans la pratique ? Enfin croyez-vous être le premier qui ayez attribué la science du pouls à Hippocrate, & qui l'ayez fait le Chef de cette partie de la Médecine ? Si quelqu'autre a eu la même idée que vous, il falloit le dire ; ou je me trompe fort. *Hanc partem attingere Hippocrates non curavit, aut aggredi de industria noluit.* Vous savez sans doute que Valleriola s'exprime ainsi.

I I.

M. de Haen un peu en colère contre Galien ; il épanche sa tendresse sur Arétée.

VOUS n'aimez pas Galien ; il vous déplaît au point de vouloir mettre Arétée avant lui, sur ce qui regarde le pouls. Quel est en cela votre objet ? Je sais bien que si M. Haller n'avoit pas corrigé un passage du *methodus studendi* de Boërhaave, vous auriez pu, comme lui, faire vivre Arétée dans un tems peu éloigné d'Hippocrate. Mais vous avez, en suivant le Clerc & M. Haller, sans les citer, placé la vie d'Arétée après celle d'Andromaque. Pourquoi allez-vous plus loin que vos deux savans guides, en retournant leurs réflexions ? pourquoi voulez-vous absolument qu'Arétée ait vécu avant Galien ? & à quoi bon insulter Archi-gène, en insinuant qu'il savoit ce qu'Arétée avoit dit, & qu'il en faisoit son profit ? Ce que vous dites d'Arétée ; ce que vous avez pris dans Vossius, le Clerc & autres, tout cela n'a servi jusqu'ici qu'à faire conclure assez gé-néralement, qu'Arétée & Galien vivoient à-peu-près dans le même tems, & qu'ils ne s'étoient pas connus.

Quoi qu'il en soit, à qui ferez-vous croire qu'Arétée, qui parle à la vérité du pouls, en paffant, dans quelques endroits de fes ouvrages, mérite d'être placé avant Galien, qui a mis au jour le plus grand, le plus célèbre, & le plus beau traité du pouls ? Dieu & Galien, s'écrioit Gordon, connoiffoient bien le pouls (*Deus & Galenus habuerunt notitiam pulfus.... Deus novit & Galenus fervus ejus*). Votre zèle pour Arétée ne vous a-t-il pas mené trop loin ? avez-vous lu fans plaifir l'expofé que M. Menuret fait du fyftême de Galien ? aimerez-vous mieux, avec le goût que vous avez pour faire de bons ouvrages, & avec la crainte que la poftérité ne les reçoive corrompus & défigurés, par quelque main infidelle (*erubui legens... meo forfitam nomine, me mortuo, ni Deus avertat, edenda*) ; aimeriez-vous mieux, dis-je, avoir fait l'ouvrage de Galien fur le pouls, ou ceux d'Hippocrate & d'Arétée fur la même matière ? Avez-vous oublié ce paffage d'Avéga : *de iis* (de *pulfibus*) *quæ à Galeno dicta funt, dubia multa infidos homines movere poffe, ad amplificanda volumina & remorandos lectores, non est quòd ignorem.*

III.

L'érudition de M. de Haen en défaut au sujet du Chevalier Floyer : il est à craindre que le Précepteur de la France & de l'Espagne, ne se brouille avec l'Angleterre.

N'EST-CE pas pour éprouver notre érudition, dont vous n'avez pas une grande idée (*incautis & studio Hippocratico minus versatis*), que vous affectez de ne pas parler des travaux immenses du Chevalier Floyer sur le pouls : vous employez pourtant, dans vos observations, la méthode qu'il a suivie : vous vous appliquez à mesurer la fréquence, ou le nombre plus ou moins grand des pulsations. Si Hippocrate & Arétée en avoient dit autant que ce Médecin Anglois, vous auriez certainement voué plus d'un chapitre à l'exposition d'une manière de calculer le pouls, qu'on pourroit prendre pour une de vos découvertes, en France & en Espagne, si Floyer n'y étoit pas connu.

Vous pourriez en imposer (*incautis*).

Mais on fait que Floyer a mefuré la plus grande vîteffe à laquelle peut arriver le pouls, & qu'il l'a partagée en claffes, depuis le degré de lenteur le plus bas, jufqu'au degré de célérité le plus haut. Il n'a pas peu contribué à la méthode de tâter le pouls, la montre à la main, comme cela fe pratique en Angleterre.

Eftimez-vous qu'on feroit bien fondé à penfer que vous êtes l'Inventeur de la méthode de compter le nombre des pulfations? ou ne penfez-vous point qu'on vous demandera un jour compte du fyftême de Floyer? ne jugeriez-vous pas à propos de mettre ce Médecin à l'abri de l'anathême, que vous lancez rigoureufement contre tant de favans hommes? Il n'y en a pas un, dites-vous, qui ait connu le pouls comme Arétée : *Aræteus pulfum examinavit, defcripfitque ; ità ut nemo noftrùm accuratiùs.*

I V.

Petite omiffion de noftre Hiftorien du pouls (M. de Haen) au fujet de Cox & d'Abbadie.

VOULEZ-VOUS, Monfieur & très-honoré Profeſſeur, vous brouiller avec l'Angleterre, en inſtruiſant la France & l'Éſpagne? Voici encore un Anglois célèbre ſur le pouls, & dont vous n'avez pas daigné dire un mot dans votre hiſtoire.

Que vous a fait le Docteur Cox, dont l'ouvrage eſt connu depuis douze ou treize ans, & traduit en François depuis huit, avec un commentaire? Cet ouvrage vous auroit tant ſervi pour votre article du pouls intermittent! Ce que vous dites & ne dites pas ſur ce pouls, s'y trouve ſi bien diſcuté par l'Auteur, & ſon Commentateur d'Abbadie, que je n'imagine point qu'on puiſſe raiſonner ſur cette partie de la pulſimantie, ſans parler de ces deux Médecins, que votre ſilence va peut-être réduire à un éternel oubli. M. Menuret auroit dû vous y faire penſer; puiſqu'il en parle, de même que M. de Marque, qui a préſidé à la ſeconde édition des *Recherches ſur le Pouls.* Y penſerez-vous, lorſque vous me ferez la grace de me répondre? & conviendrez-vous que l'Angleterre avoit, pour l'amour de Floyer & de Cox, autant de droit que nous, à vos inſtructions?

V.

Autres omissions au sujet de l'Ecole de Montpellier, qui compte autant de siècles d'ancienneté, que l'Archiátre de Vienne compte d'année de Professorat.

ET notre Ecole de Montpellier ! & cette thèse sur le pouls, que M. Vigarous y soutint avec tant d'éclat, & devant un auditoire si instruit & si nombreux, en 1760 ! J'ai cherché en vain dans votre histoire ce que vous en pensiez. Je voudrois aussi savoir votre avis sur le témoignage de nos savans Professeurs, MM. de Lamure, Venel, le Roi, Barthez & leurs Confrères, si favorables à nos découvertes sur le pouls.

· Ne deviez-vous pas au moins consulter les ouvrages, que vous connoissez, de ce fameux Professeur, M. de Sauvages ? que direz-vous, si vous daignez le parcourir, de la candeur avec laquelle il adopte les décisions modernes sur le pouls ; du plaisir qu'il témoigne qu'on ait trouvé les vraies expressions de la nature, dans le saignement de nez, le dévoiement, la sueur ?

Ayant conçu le projet d'entretenir vos Lecteurs, sur ce qui concerne l'asphyxie, n'auriez-vous pas pu supposer, qu'elle se trouve dans les classes des maladies de M. de Sauvages ? Vous l'y verrez, Monsieur, cette asphyxie, jouer le rôle qu'elle mérite.

En attendant, j'aurai l'honneur de vous dire que la France n'est pas restée en arrière, à l'égard de la manière de compter le nombre des pulsations des artères, comme Floyer. On a beaucoup parlé parmi nous, d'un pussiloge de M. de Sauvages, & qui est rappellé dans les *Recherches*, dans l'ouvrage de M. Michel, & dans l'Encyclopédie. M. de Sénac, dont vous mettez, je crois, le jugement à côté de celui de votre illustre & sage Président Van-Swieten, n'a cessé de s'occuper des divers degrés de vîtesse du pouls, eu égard aux diverses maladies. Conviendrez-vous, Monsieur, que cette branche du pouls, a fait parmi nous de grands progrès, avant que vous ne lui eussiez donné votre suffrage ?

VI.

V I.

*Le Médecin d'un grand Hôpital de
Nismes (M. Razoux), oublié par le
Médecin d'un petit Hôpital de Vienne
(M. de Haen).*

VOUS nous jugez, Monsieur, & vous
ne lisez pas nos ouvrages (a). Ne falloit-il pas quelque marque de souvenir
de votre part, pour l'infatigable &
l'excellent citoyen M. Razoux, Médecin, comme vous, non d'un Hospice,
mais de l'Hôpital de Nismes, bien
fourni en tout ? Vous avez dû voir
dans ses tables nosologiques, ouvrage
qui a fait beaucoup d'honneur à son
Auteur, des exemples du pouls nazal,
intestinal, stomachal, de celui de la
sueur, & du pectoral.

———————————————————

(a) Voyez les ouvrages de Gandini ; l'idée
de l'homme physique & moral ; l'ouvrage de
M. Robert ; ceux de M. Gardane sur la colique de Poitou, & sur l'électricité ; ce que M.
Balme dit de l'usage des vomitifs, dans le
Journal de Médecine ; les Recherches sur les
glandes, sur le tissu muqueux, sur l'histoire
de la Médecine ; *Aquitaniæ minerales aquæ*, &c. ;
plusieurs articles de l'Encyclopédie, &c. &c. &c.

Tome III. IIe Partie.   P

Ainsi les observations sur le pouls, qui, suivant vous, ne réussissent point *in Austria*, non plus qu'*in aere Batavo*, réussissent très-bien *in aere septimanico* : n'en soyez pas surpris ; la Médecine y est dans la plus grande splendeur, depuis à-peu-près autant de siècles, qu'il y a d'années que vous êtes à la tête du Clinisme *in Austria*.

Je dois vous avertir encore, que vous trouverez dans l'ouvrage de M. Razoux, l'histoire de quelques maladies suivies journellement, & dans lesquelles l'Auteur a compté, avant vous, le nombre des pulsations, dans la fièvre & ses redoublemens. Mais comme ces maladies ont trait à l'inoculation, que vous n'aimez point : comme aussi M. Razoux s'étend singuliérement sur les bons effets du Solanum, que vous n'aimez pas, je pense, plus que l'inoculation, je me presse de passer outre.

Permettez-moi cependant de vous demander, avant de finir cet article, de quelle sorte de pulsiloge vous vous servez pour compter le nombre des pulsations ? Vous contenterez-vous de nous parler du thermomètre de Fahreinheit, dont vous faites usage ? Ah ! Monsieur, que n'ai-je le tems de vous.

parler des aventures arrivées parmi
nous, au sujet du thermomètre, que
de grands Docteurs vouloient porter en
pompe dans nos Hôpitaux ! Je vous demande en paſſant un petit mot d'inf-
truction ſur cette importante matière.
Apprenez-nous, une fois pour toutes,
(*ut tandem conſtet, an clinicam praxim
illuſtret*), le maniment, je dirois prefque l'exercice, du thermomètre ſur les
malades.

VII.

*Dom Juan Luis Roche, D. Garcia
Hernandez, Dom Manuel de los
Rios, inconnus à M. Antoine de
Haen, de même, peut-être, que la
gentille décision de D. Pablo.*

Vous prenez Dieu à témoin, que
vous avez étudié depuis vingt ans, la
queſtion du pouls (*Deum teſtor, me
eamdem (queſtionem), toties à viginti
retrò annis, ad incudem revocaſſe ; ne
qua negligentia privaret me à lumine
veritatis*) : votre conſcience ne vous reproche aucune négligence ſur ce point,
comme ſur tous les autres (*ut in cæteris*) ; & vous avez négligé de parler de
l'ouvrage de M. Fouquet.

Preſſez-vous, très-honoré Maître, preſſez-vous de retirer votre ſerment. N'avez-vous pas en effet négligé de vous inſtruire de l'Eſſai ſur le pouls, qui eſt indiqué & loué, comme il le mérite, dans la deuxième édition des *Recherches*, que vous avez en main ? J'attends ſur ce point ſeul, une longue réponſe de votre part, un ſupplément à votre *duodecima pars Rationis Medendi*. Cette partie ne peut aller de pair avec les onze qui la précèdent, ſi elle n'eſt munie de vos réflexions ſur un ouvrage auſſi généralement connu, auſſi remarquable, auſſi profond, & auſſi bien étayé. Je prends la liberté de vous l'indiquer, tant je ſuis fâché de vous trouver en défaut, malgré votre attachement pour la vérité, & votre reſpect pour la foi du ſerment.

Verrez-vous, ſans ſurpriſe, dans cet ouvrage, 1°. qu'on a répondu d'avance à votre prétention ſur Hippocrate, ou qu'on vous ôte l'honneur d'en avoir parlé le premier, & de l'avoir regardé comme l'Auteur de tout ce qui s'eſt ré-pandu ſur le pouls après lui ? 2°. Qu'on y rappelle deux célèbres Auteurs Eſpa-gnols, poſtérieurs aux *Recherches*, & dans leſquels vous euſſiez trouvé de quoi orner votre histoire ? Que diriez-vous, si l'on vous accusoit d'avoir profité de ces Auteurs, sans les citer ? Ou que diront les Médecins Espagnols, que vous favorisez de vos instructions (*hispani poposcerunt*), lorsqu'ils découvriront que vous ne connoissez pas les Docteurs Dom Juan Luis Roche, Dom François Garcia Hernandez, & Dom Manuel Gultières de los Rios ? Ces disciples de Solano respirent, Monsieur, le même air que respira autrefois le trop fameux Docteur Dom Pablo, qui vouloit dans un Hôpital où il faisoit la loi à quelques jeunes gens, étouffer la doctrine du pouls dans sa naissance, & qui, suivant la remarque du sage Cox, enorgueilli de ses titres, & de la petite réputation qu'il s'étoit faite dans son quartier, attribuoit certains phénomènes du pouls, aux vapeurs fuligineuses. Ne penseriez-vous pas que ces vapeurs valent bien ce que d'autres appellent le hasard (*fortè*) ?

L'exemple de Dom Pablo ne prouve-t-il pas qu'on peut être à la tête d'un Hôpital, & destiné à instruire la jeunesse (*novorum inventorum participem facere, studiosam juventutem*), sans avoir en partage la politesse, la sageffe & les lumières qu'une pareille place exige ? M'avancerois-je trop après cela, en vous fuppliant de m'apprendre, fi vous croyez votre hiftoire du pouls, auffi entière que vous paroiffez nous le faire efpérer (*hiftoriam explanatiorem*), tandis qu'on n'y trouve pas un mot de l'ouvrage de M. Fouquet, qui eft parmi nous entre les mains de tout le monde ?

VIII.

Anacronifme, adroitement amené, de l'Hiftorien de Vienne, au fujet de Morgagni.

JE ne fais comment m'y prendre, pour vous propofer mes petites réflexions, fur l'ufage que vous faites d'un ouvrage de Morgagni. Il y a huit ans que Morgagni publia la première édition de fes lettres, fur les ouvertures des corps; il y en a trois qu'il publia la feconde. Comment eft-il arrivé, Monfieur, que dans le cours de votre hiftoire, qui parut pour la première fois en 1768, & que vous fuivez, dites-vous, depuis Hippocrate jufqu'à nous (*hiftoriam pulfuum profequar, ab Hippocratis ævo ad fæculum noftrum*); comment, dis-je, avez-vous pu placer la seconde édition de Morgagni, avant les ouvrages de Solano, avant celui de Nihell, avant les *Recherches*, avant celui de M. Michel, qui sont tous antérieurs, même à la première édition de Morgagni ?

Votre but principal est de comparer ces ouvrages à ceux qui les ont précédés. Vous prenez d'abord vos objets de comparaison dans Hippocrate, Arétée, Wiérus, Prosper Alpin, & autres; & vous allez ensuite au beau milieu de ces anciens Auteurs, placer, avant Solano & ses adhérens, l'illustre Morgagni, qui a écrit depuis ces derniers ! Vous allez insinuer que Morgagni en dit autant & plus qu'eux ! Vous vous expliquez d'une manière à jetter vos Lecteurs dans une erreur capitale. Vous vous parez de quelques réflexions de Morgagni, en essayant de vous mettre vous-même avant Solano & Nihell, ou, pour le moins, tout à côté d'eux (*à viginti retro annis*). N'étoit-il pas plus naturel, j'ose le dire, & plus honnête, de féliciter nos Modernes, de ce qu'ils peuvent appuyer leurs idées de celles de Morgagni ? Où est cette bonne-foi, où est cette candeur qui vous est si naturelle ? (*Servantur in archivis No-socomii Parminiani , teftimonia fidei Haenianæ*).

I X.

Autre adreſſe de M. de H. , touchant ce que Morgagni a dit de plus favorable à la doctrine du pouls.

JE n'ignore pas, que vous avez eſſayé de corriger, ou de pallier cet anacronifme, dans le titre ſommaire de votre Chapitre II. où, en faiſant une courte liſte des Auteurs anciens, mis à leur place, vous donnez, en paſſant, quelque marque de ſouvenir à deux ou trois Modernes, parmi leſquels ſe trouve Morgagni. Mais n'eſt-ce pas-là, Monſieur, mettre une pièce d'étoffe trop neuve, à un trop vieux habit ? Quelqu'un ne pourroit-il pas, contre vos intentions, ſe laiſſer tromper par cette marchandiſe ?

Ce qui aura droit d'intéreſſer tout le monde, c'eſt qu'en louant beaucoup Morgagni, vous vous gardez, comme d'une mauvaiſe action, de nous faire part de ce qu'il y a de plus frappant dans ſes lettres, en faveur de notre doctrine. Pourquoi ne parlez-vous pas ,

par exemple, de ces pleuréfies, dans
lefquelles le pouls étoit tendu, petit,
foible, inégal, par la préfence de vers
dans l’eftomac, & qu’on guériffoit par
l’émétique? N’eft-ce point, 1°. parce
que vous vouliez vous ménager le plaifir de vous étendre, comme de votre
propre fonds, fur la queftion des vers
logés dans les entrailles, fans rien dire
de nos Auteurs qui en ont parlé avant
vous, fans vous rappeller qu’on trouve
dans les *Recherches*, que la préfence
de vers dans les inteftins, rend le pouls
irrégulier, vif, ferratil, tremblant,
inégal, & que le pouls ftomachal eft
petit, ferré, inégal? 2°. parce que vous
avez déclaré la guerre à l’émétique,
avec une ardeur digne de notre Parin?
Pourquoi, en parlant de l’intermittence du pouls, ne dites-vous pas en
propres termes, comme Morgagni,
que les Médecins font ordinairement
trop frappés de cette intermittence du
pouls; qu’elle vient fouvent d’une
caufe qui féjourne dans l’eftomac, ou
dans les inteftins, & qui peut être
enlevée par les remèdes; qu’elle eft,
de même que la palpitation de cœur,
fouvent occafionnée par des vents, dont
la caufe eft amovible, & qui, en irri-

tant le genre nerveux, porte le défor-
dre dans les mouvemens du cœur. N'a-
vez-vous pas paffé tout cela, & plufieurs autres chofes fous filence, parce
qu'il femble que Morgagni ne fait
qu'étendre & commenter nos ouvrages
fur le pouls des entrailles ?

Conviendrez-vous donc que le célèbre Morgagni, peut être mis, à quelques égards, au rang des Auteurs de
la pulfimantie moderne ? & perfifterez-
vous à le mettre dans le parti oppofé
à la nouvelle doctrine, comme vous
l'avez placé dans votre hiftoire avant
nos Auteurs, qui l'ont précédé, & qui
ont publié avant lui (comme avant
vous) des vérités qui fe trouvent dans
fon ouvrage ?

X.

*Ample récolte faite par M. de H., dans
les ouvrages de Morgagni, poflé-
rieurs aux nôtres qu'on voudroit faire
oublier.*

EN quoi Morgagni vous a-t-il donc
fervi ? Vous le citez plufieurs fois, j'en
conviens. Mais ne pourroit-on pas vous
appliquer ce que vous obfervez fur
Hippocrate, au fujet de nos Auteurs

du pouls ? Ils ont tort quand ils le citent ;
ils ont tort quand ils ne le citent pas
(*cum æquè errent, Hippocratem laudan-
tes, quàm vituperantes*).

Je viens de vous rappeller des traits,
où vous auriez dû fuivre Morgagni :
en voici où vous l'avez copié d'une
manière fi extraordinaire, qu'il m'étoit
d'abord venu en penfée de vous préfenter, en deux colonnes, les paffages
de Morgagni & les vôtres. Je prends
une autre route, qui me menera tout
auffi fûrement au but que je me fuis
propofé.

Si Morgagni commence une de fes
lettres par l'afphyxie, vous ne manquez
pas, en fuivant votre guide, de faire un
article de l'afphyxie. Si Morgagni s'é-
tend fur la différence de la fyncope &
de l'afphyxie, vous avez foin d'en faire
autant. Si Morgagni rappelle l'opinon
de Stahl, fur la différence de la célérité
& de la fréquence du pouls, Stahl reçoit heureufement une marque d'approbation de votre part ; & comme
Morgagni ajoute une obfervation qui
lui eft particulière, vous ne faites pas
façon de la tranfcrire, & vous en ajoutez une qui eft à vous, ou à quelqu'un
de vos auditeurs.

P 6

Si Morgagni s'étend sur l'attention qu'il faut avoir de tâter le pouls des deux côtés, & au besoin celui de toutes les artères tangibles, vous avez une histoire toute prête à mettre en parallèle, & dans laquelle vous avez redressé quelques-uns de vos Confrères moins avisés que vous. Si Morgagni cite Lancisi, au sujet du pouls intermittent, Lancisi reçoit de vous le même honneur. Morgagni trouve-t-il dans Ramazzini, l'histoire d'un Juif qui fut transi & sans pouls quatre jours avant sa mort : ce Juif, & le passage de Ramazzini, où il en est question, reparoissent sur la scène, dans votre histoire.

Morgagni parle d'un vieillard qui se remuoit sur son lit, étant sans pouls, & qui mourut bientôt après. Je retrouve chez vous mon vieillard, remuant & mort, comme chez Morgagni. Baillou rapporte-t-il qu'il a guéri par les purgatifs, un homme dont le pouls étoit languissant : cette observation n'échappe pas à Morgagni, & vous avez soin d'en orner votre livre. Morgagni parle-t-il de ces asphyxies d'un & de deux jours, dont il est question dans le *sepulchretum* de Bonnet : on

retrouve chez vous ces longues afphyxies, & le *fepulchretum* cité. Morgagni
dit-il quelque chofe des pouls de la
convalefcence : ce qu'il en dit fe retrouve chez vous. Si Morgagni rapporte
des exemples d'une lenteur extraordinaire du pouls, cette lenteur fe trouve
longuement étalée dans votre ouvrage.

Si Morgagni s'occupe des cas dans
lefquels l'intermittence des vieillards
mérite attention, vous ne manquez
pas de mettre à profit les remarques de
Morgagni. Il parle de la fréquence
extraordinaire du pouls : & vous auffi.
Si Morgagni s'étend fur ce qu'il y a
d'admirable dans certaines afphyxies,
s'il en difcute les caufes ; vous vous
récriez fur la difficulté qu'il y a d'expliquer certaines afphyxies. On croira
aifément que Véfale n'a pas échappé à
l'érudition de Morgagni. Ceux qui liront votre ouvrage, verront combien
la vôtre doit à Morgagni ; ils y trouve-
ront Véfale, & Riolan auffi, qui vous
eft, fi je ne me trompe, arrivé par la
même commodité.

En un mot, Monfieur, votre mémoire vous a fi bien fervi, fur-tout en
compofant votre deuxième Chapitre,
que vous copiez Morgagni, mot pour

mot. Faudra-t-il auſſi que vos Lecteurs croient ſur votre parole, qu'il y a vingt ans que vous limez cette partie de votre hiſtoire? Elle a vu pour la première fois le jour dans l'ouvrage de Morgagni, & elle renaît heureuſement dans votre douzième partie. Je le ſoutiendrai (*quotquot in illam ſcribant atque deblaterent multi, æquè inconcuſſa ſubſiſtit*).

X I.

Morgagni a parlé du pouls en Anatomiſte, & nos Auteurs en ont parlé en Médecins: M. de H. l'a oublié, ou bien il veut en faire ſemblant.

J'OSE vous prier de me permettre d'inſiſter encore ſur la matière qui fait le ſujet des articles précédens.

Morgagni a parlé du pouls, ſur-tout en Anatomiſte; il a cherché dans l'ouverture des corps, les cauſes qui pourroient produire ſur le vivant l'aſphyxie & les intermittences: ſuivant lui, & ſuivant le bon ſens, ces modifications ſont la même choſe au fond. Qu'eſt-ce que l'intermittence, dit-il, ſinon une aſphyxie paſſagère; & qu'eſt-ce

qu'une afphyxie, finon une intermittence plus ou moins alongée?

Nos Auteurs, au contraire, ont parlé de cette modification du pouls, en
Médecins; c'eft-à-dire, en obfervant
les révolutions, arrivées aux malades
qui font guéris des intermittences &
des irrégularités du pouls. Or, parmi
le grand nombre de ceux qui font guéris, ils ont obfervé, ou que ces modifications du pouls reftoient habi-
tuelles, ou bien (ce qui arrive le plus
ordinairement), qu'il furvenoit des révolutions marquées dans les entrailles,
après lefquelles le pouls prenoit fon
rithme naturel. N'étoit-il donc pas inutile, qu'en examinant ce point de leur
doctrine, vous vous occupaffiez tant
des pouls habituellement intermittens,
fur lefquels ils n'ont ceffé de dire, depuis Solano, que leurs obfervations ne
portoient pas? Les pouls habituellement
dérangés, ne font point critiques, ils
l'ont dit & redit cent & cent fois.
Mais leurs obfervations n'en font pas
moins concluantes, au fujet d'un grand
nombre de pouls, qui prennent des
rithmes particuliers aux approches des
évacuations plus ou moins critiques, &

qui fe remettent dans leur état naturel, les évacuations étant finies.

Pourquoi vous êtes-vous donc donné la peine de copier Morgagni fur l'afphyxie ? eft-ce pour prouver que, lorfqu'elle exifte, on ne peut pas tâter le pouls ? Quelqu'un des Partifans de la nouvelle doctrine, a-t-il prétendu qu'il faut tâter le pouls, lorfqu'il ne fe manifefte pas ? Si vous aviez, Monfieur, à inftruire fur les urines, ceux qui vous fuivent dans votre Hôpital (*qui practicas meas obfervationes folent frequentare*), commenceriez-vous par leur prouver, avec un grand appareil de citations, & en copiant les Anatomiftes qui ont parlé des ouvertures de corps morts, de rétention d'urine, qu'on ne peut pas toujours voir l'urine des malades ? En eft-il moins vrai, que l'infpection des urines, apprend beaucoup de vérités aux Médecins ? & quoiqu'il y ait des fujets qui ont les urines habituellement mauvaifes, troubles, variables, s'enfuit-il de-là que communément on ne doive pas étudier les urines ?

Il en eft de même des pouls intermittens & habituellement dérangés :

ces dérangemens habituels , qui font fort rares , forment des exceptions fort rares auffi aux règles générales. Nos Auteurs ont eu foin de parler de ces exceptions, après l'expofition de ce qui arrive le plus ordinairement. Pour quelle raifon renverfez - vous l'ordre naturel des chofes, pour ne répéter que ce qu'on a dit avant vous ?

Oui, Monfieur, vous trouverez que l'Auteur des *Recherches* a parlé avant vous des pouls habituellement irréguliers & intermittens ; que la fièvre rend réguliers & réglés , & qui annoncent la guérifon des malades , à proportion que les irrégularités & les intermittences reparoiffent. Vous trouverez auffi dans quelques-uns de nos Auteurs, des exemples d'intermittences & d'irrégularités du pouls, que vous citez de Wiérus, de Profper Alpin , de Baillou. Qu'avez-vous donc fait autre chofe, en travaillant à votre hiftoire, que prendre ces exemples dans ces mêmes Auteurs ? A ce prix, l'érudition ne coûte guère.

La collection de Morgagni vous fournira plufieurs hiftoires de pouls intermittens, habituellement, ou par accident, plufieurs ouvertures de corps.

Nos Auteurs ont parlé des événemens qui suivent les modifications passagères : il falloit chercher les raisons de ces modifications, de même que les raisons des modifications habituelles ; mais vous vous êtes bien gardé de vous occuper de cet objet ; quelqu'autre pourra s'en occuper un jour. C'est alors qu'on aura besoin des Anatomistes, & qu'on verra avec quelle exactitude vous les avez lus.

X I I.

La conscience du Professeur Historien s'alarme ; il compare nos Auteurs à des Hérétiques.

Nous voici au principal endroit, au noyau de votre ouvrage ; j'arrive au cœur de l'arbre. C'est le Chapitre où vous parlez de Solano, de Nihell, de l'Auteur des Recherches, & de MM. Michel, le Camus & Menuret. Vous louez tous ces Médecins avec la politesse qui vous est ordinaire : mais en vertu aussi de votre ordinaire franchise, vous accusez ces Messieurs, d'être fauteurs d'une épouvantable hérésie ; votre Excellence crie haro à perte d'haleine, illustre Archiâtre ! Vous faites entendre que la doctrine de nos partifans du pouls, eft comparable aux héréfies en matière de religion (*quàm religionis veritas ab heterodoxis*).

Je n'ofe me permettre une queftion, fur la liberté que vous vous donnez de parler fouvent de la Religion ; je la refpecte trop, pour la mêler dans nos caquets. Mais orientez-moi, de grace, fur l'endroit où je dois placer le tribunal infaillible de notre métier. Je doute que ce puiffe être dans ces quartiers de Vienne, où règne l'héréfie de la ciguë, celle de l'oxymel colchique, celle du fublimé corrofif & de l'inoculation. Où le placerez-vous donc ? dans votre Hôpital ? Oui : c'eft-là que croît l'excellente Corneille (*Lifimachia*).... C'eft trop infifter fur une petite vivacité que la bonté de votre cœur vous arrache : j'efpère que vous ferez revenu de cet excès de zèle. Je reviens à nos aimables Hérétiques.

Ils font nos frères, mon refpectable Profeffeur ; vous êtes obligé de les ramener dans la bonne voie ; vous devez écouter avec bonté la requête que je vous préfente pour eux.

1°. Pourquoi nommez-vous feulement MM. Michel, le Camus & Menuret ? Il y avoit tant de chofes à dire fur leurs ouvrages ! Je crains fort que vous ne connoiffiez celui de M. Michel que de nom : avez-vous lu cet ouvrage, ailleurs que dans celui de M. Menuret ? 2°. Pourquoi Nihell ne vous a-t-il pas au moins fait penfer à porter vos vues & vos inftructions du côté de l'Angleterre ? Je foupçonne que vous avez négligé cette partie importante de votre miffion, à caufe du fage & favant M. Pringle. C'eft une autre efpèce d'Hérétique, qui a ofé manquer de refpect à vos acrimonies Boerhaaviennes. J'efpère enfin que vous ferez connoiffance avec M. Michel.

XIII.

Ceux qui doivent le plus à l'équité & à la politeffe de M. de H. : le Corps de la Faculté de Paris ne jouit pas de ce rare avantage.

Vous paroiffez avoir une prédilection marquée pour Solano, & pour l'Auteur des *Recherches*. L'un eft mort ; avez-vous jamais lu fon *Lapis-lydius ?* L'autre n'a rien écrit, ni rien dit fur le pouls, depuis treize ans. Pourquoi avez vous connu ſes *Recherches* ſi tard ? Quoi-qu'il en ſoit, êtes-vous bien per- ſuadé dans votre ame & conſcience, que le premier, ce divin Eſpagnol qui reçut une étincelle du génie d'Hip- pocrate, a plus fait pour la Médecine, que tous les Profeſſeurs qui ont vécu de ſon tems : j'ai oui porter ce juge- ment de lui ; s'il eſt de votre goût, j'en ſerai fort aiſe.

Quant à l'Auteur des *Recherches*, connoiſſez-vous un ouvrage qui ſoit plus réſervé que le ſien ? il n'eſt pas chargé, comme vous, d'inſtruire le monde ; il n'a pas le délire du proſé- litiſme : il n'a pas autant de tems que j'en ai, pour vous marquer ſa recon- noiſſance. Je vais donc prendre la li- berté de le ſuppléer, & je ne crains pas que vous le trouviez mauvais.

Pourquoi dites-vous que cet Auteur aſſure qu'il a découvert beaucoup de modifications inconnues aux Anciens, avant de connoître Solano ? Il laiſſe au contraire entendre, très-modeſtement, qu'il n'oſoit regarder pluſieurs modifi- cations du pouls, qui lui paroiſſoient ſingulières, que comme des mouve- mens bizarres, & preſque de nulle conſéquence, juſqu'à ce qu'il eût vu

la traduction de Lavirotte. Qu'est de-
venue dans ce moment, Monsieur &
très-honoré Maître, la crainte de la
postérité & de nos neveux, qui vous
agite si fort, & qui vous arrache ces
paroles remarquables : tôt ou tard, on
nous reprochera les choses que nous
avons fait par malice ou par ignorance
(*serius ocyus, nos, sive malitiâ, sive
ignorantiâ, sive erronea admisisse, sive
utilia repulisse, seri clamabunt nepotes*) ?
Eh ! oui, sans doute, il restera des
monumens de notre bonne-foi, comme
j'ai eu l'honneur de vous le dire.

Comment avez-vous le courage de
persuader à vos Lecteurs, que des
Commissaires nommés par la Faculté
de Paris, pour examiner le livre qui a
pour titre *Recherches sur le Pouls*,
l'ont dénoncé à la Faculté, comme
nuisible à la pratique ? Ne craignez-
vous point le démenti le plus formel,
auquel un galant homme, comme vous,
doit être si sensible ? Comment osez-
vous compromettre un Corps aussi respectable que la Faculté de Paris ? que
ne lisiez-vous le Commentateur de
Cox ? il vous eût éclairé sur ce point,
comme sur tant d'autres. Les Alétophiles de Vienne, & la Faculté de

cette ville, trouveront-ils bon que vous tronquiez des faits qui intéreſſent la Faculté de Paris ? Et que voulez-vous que nous penſions de ce que vous rapportez, & que nous ignorons, lorſque nous voyons que vous paſſez ſi vîte & ſi légérement, ſur des choſes qui ſont arrivées ſous nos yeux !

X I V.

Seroit-ce un crime, aux yeux de M. de H., d'honorer M. Storck, & d'employer la ciguë pour des maladies qui ne peuvent ſe guérir par les moyens ordinaires ? Celui qui a veillé à la ſeconde édition des Recherches, trouvera-t-il grace devant M. de H. ?

AVEZ-VOUS des preuves de cette autre imputation, dont vous chargez l'Auteur des *Recherches ?* Vous publiez qu'il a non-ſeulement négligé, mais mépriſé & décrié Hippocrate (*negligere, flocci facere, irridere*). Pour le coup, c'eſt un effet de votre premier mouvement, qui eſt un peu vif, & peut-être violent. N'avez-vous pas cru parler de quelque ami de la ciguë ? A vous parler vrai, je me ſouviens d'avoir oui dire, que l'Auteur des *Recherches* a, comme bien d'autres, mis fa confiance dans la ciguë, pour quelques maladies graves, & qu'il a auffi, comme bien d'autres, beaucoup d'eftime & de vénération pour le favant M. Storck, votre Confrère. Mais on peut croire à la ciguë, & eftimer M. Storck, fans manquer de refpect à Hippocrate : vous me prouverez très-difficilement, que l'Auteur des *Recherches* foit tombé dans cette méprife.

Où avez-vous pris, s'il vous plaît, que cet Auteur charge fes malades de vomitifs, d'apozèmes, de purgatifs, après les avoir égorgés par les faignées ? Qu'il dérange l'ouvrage de la nature par fa manière de médicamenter, & qu'il doit être convaincu que les modifications du pouls, dont il parle, font dues au mauvais traitement. (*Inchoant venæ fectione perquàm numerosâ : iteratò exhibent vomitoria ; quotidiè hi, illi die faltem alterno, corpora purgant... An fæpè non convincantur, mutationes pulsûs cunctas, perturbanti methodo, tribui, adfcribique oportere*) ?

Je me difpenfe, Monfieur, d'entrer dans beaucoup de queftions, que je pourrois vous faire fur tous ces points :

vous

vous les prévoyez sans doute. Je dois seulement vous faire observer que vous n'avez pas pris garde, que la plupart des maladies dont il est fait mention dans les *Recherches*, ont été traitées dans les Hôpitaux, non par l'Auteur lui-même, mais par les Médecins de ces Hôpitaux. Un peu plus d'attention à la lecture de la préface, & à la manière sage dont les observations sont rapportées, vous eût empêché de porter ce faux jugement. En voici un autre qui est de bien petite conséquence; je n'en parle que parce qu'il me fournit l'occasion de mettre sous vos yeux, une remarque qui n'est point indifférente.

Vous dites que l'Auteur des *Recherches* s'appuie sur l'autorité de Wiérus. Je vous demande pardon, Monsieur, il n'est pas question de Wiérus dans les *Recherches* : on a cité peu d'Auteurs dans cet ouvrage; voici pourquoi. L'Auteur des *Recherches*, en suivant les traces de Solano & de Nihell, a cru trouver une formule générale, propre à expliquer les observations bien circonstanciées, qui se trouvent dans les livres qui ont précédé le sien; il a pensé aussi que cette formule est encore plus propre à expliquer les observations qu'on peut faire journellement sur les malades : voilà quel a été son principal objet. Plus vous trouverez d'obfervations anciennes, qui cadrent avec l'efpèce de clef qu'il en donne, plus il fera vrai de dire que cette clef eft bonne : elle fera d'autant meilleure, qu'elle fervira à mieux orienter fur les obfervations qui fe préfentent chez les malades. « L'Auteur des *Recherches*, difoit Vandermonde, fe contente d'avancer (dans la préface de fon ouvrage), qu'on doit préfumer favorablement des obfervations qu'il rapporte, en attendant que de bons Obfervateurs fe foient affurés de la vérité de ces faits. Ce n'eft pas-là le langage d'un homme qui veut trop préconifer fes fuccès : mais il n'eft pas poffible de refufer la plus grande authenticité à quelques-uns de fes pronoftics ».

Comparez, Monfieur, votre manière de penfer fur l'Auteur des *Recherches*, & fur fon ouvrage, avec celle de Vandermonde, qui n'avoit point lu, comme vous venez de le voir, le grand nombre de faits confirmatifs, répandus dans les divers Ecrits qui ont paru depuis les *Recherches*, & que vous êtes à portée de confulter. Permettez-moi auſſi de vous faire remarquer que la première édition des *Recherches*, que vous n'avez peut-être jamais vue, parut ſans nom d'Auteur; qu'il eſt d'ailleurs généralement connu que M. de Marque, Médecin de la Faculté de Bordeaux, a préſidé à la ſeconde édition, & qu'enfin nous avons coutume de ne point nommer l'Auteur des *Recherches*, lorſque nous parlons de ſon ouvrage : cette manière d'agir nous paroît plus honnête, & mieux répondre à l'intention de quelqu'un qui n'a pas commencé par ſe nommer lui-même. Vous ferez de cette remarque l'uſage qu'il vous plaira d'en faire.

Mais de peur que vous ne m'accuſiez de trop haſarder, en annonçant que vous n'avez peut-être jamais vu la première édition des *Recherches*, je vous remets ſous les yeux ce que vous dites de la ſeconde : elle a paru en 1768, fort augmentée, avec un traité écrit autrefois ſur les criſes (*librum eumdem plurimùm auctum, unà cum tractatu olim de criſibus ſcripto, edidit*). Pourquoi avancez-vous que cette ſeconde édition eſt fort augmentée (*plurimùm auctum*); tandis que M. de Marque n'a rien changé ni ajouté au corps de l'ouvrage ? Ai-je donc raison de craindre que vous n'ayez point vu la première édition ?

X V.

Etrange effet de l'éloignement voué à Galien, par M. de H. qui ne dit pas un mot du pouls de la sueur, dont tout le monde a parlé depuis le Médecin de Pergame. Etrange accusation du Professeur de Vienne, contre nos Auteurs, au sujet de ce pouls de la sueur.

VOUS ne vous amusez point, Monsieur, à parler du pouls de la sueur, caractérisé par Galien, & adopté depuis lui jusques sur les bancs des Ecoles. Je l'ai déjà dit (2) ; vous n'aimez pas Galien, dans lequel M. le Baron Van-Swieten a pourtant découvert une infinité de choses précieuses. Vous avez d'ailleurs très-bien senti la force des inductions qu'on tire pour la possibilité des autres rithmes du pouls, de l'exiſtence de celui de la sueur. Vous détournez les yeux de cet objet, peu agréable en effet, pour quelqu'un qui veut se persuader que le pouls ne peut point indiquer le saignement de nez, le dévoiement, les règles ; tandis que, de l'aveu de tous le monde, il peut indiquer la fueur. Voici enfin ce qu'il y a de plus faillant dans votre ouvrage, au fujet de la fueur.

L'Auteur des *Recherches*, qui vous occupe toujours, a, fuivant vous, avancé contre Hippocrate, & contre prefque tous les Médecins, qu'il y a à peine (ou qu'il n'y a point) des crifes par les fueurs (*contrà Hippocratem cunctofque ferè Medicos, ſtatuit vix* (*) *dari ſudorum crifes*). Je trouve dans les *Recherches*, les propofitions fuivantes, au fujet de la fueur.

1°. Il eſt décidé par les Auteurs anciens & modernes, que la fueur critique eſt précédée du pouls plein, fouple, ondulant. 2°. Ce pouls ondulant a du rapport avec le pouls pectoral. 3°. Le mêlange du pouls pectoral avec celui

----

(*) Robert Etienne m'apprend que *vix*, eſt pris pour *non* dans Plaute, qui a dit : *itâ tamen vix vivimus cum invidia ſumma ;* ce qui revient à cette phrafe : *tamen vix itâ vivere licet, cum incredibili invidia.* Je ne crois point qu'il faille regarder de fi près au latin de M. de Haen ; c'eſt à lui de dire ce qu'il penfe du paffage de Plaute.

de la fueur, n'eft pas rare. 4°. Mais il n'eft queftion ici, que du pouls fimple de la fueur. 5°. Lorfque le pouls eft *inciduus* (ou inégal, tel qu'il y eft décrit), il faut toujours attendre la fueur. 6°. Il n'y a pas beaucoup de fueurs bien critiques ; elles ne font le plus fouvent que fymptomatiques..... Il ne faut pas chercher dans ces dernières, tous les fignes de fueurs critiques (par exemple le rithme précis du pouls). 7°. Le pouls de la fueur fe trouve quelquefois dans les derniers accès d'une fièvre intermittente. 8°. Les fueurs critiques arrivent (avec leur pouls) fur la fin des maladies aiguës. 9°. Le pouls de la fueur fe trouve fouvent joint aux pouls fupérieurs. Voici le réfultat de ces propofitions.

La fueur critique fe rencontre quelquefois dans les fièvres iutermittentes, & elle furvient auffi à la fin des maladies aiguës : on trouve alors le pouls fimple de la fueur. Mais ce pouls n'eft point le précurfeur des fueurs fymptomatiques, non plus que de celles qui fe combinent avec les crachats, ou avec toute autre excrétion : alors le pouls eft compofé ou compliqué, & non fimple. Or, les fueurs fymptomatiques, &

celles jointes aux crachats & aux autres excrétions, forment le plus grand nombre. Les fueurs bien critiques, & qui font feules la crife, font en bien petit nombre, eu égard aux autres efpèces : il n'y a pas beaucoup de fueurs bien critiques, elles font la plupart fymptomatiques. Si les Médecins qui méritent le plus de créance, ont d'après Hippocrate, parlé comme l'Auteur des *Recherches*, n'avez-vous pas tort de lui faire un reproche fur cet objet ?

X V I.

Opinion d'un grand homme au fujet des fueurs : ce grand homme offre heureufement une main fecourable à nos Auteurs.

Voici, Monfieur, un des Médecins que vous me permettrez (fûrement) de mettre dans la lifte de ceux qu'on doit le plus croire. Il prétend qu'il faut toujours refter dans le doute, fur l'effet des crifes, même de celles qui paroiffent les plus complettes, & qu'il ne faut prononcer rien de pofitif, de peur qu'il ne furvienne une rechûte (*dubia prognofis danda femper bona, quamvis*

fiat evacuatio critica, dum videtur ab-
foluta effe.... Ne recidivam, vel novum
morbum faciat æger).

Si les meilleures évacuations, telles
fans doute que les crifes par les fueurs,
doivent laiffer craindre la récidive, ou
une autre maladie, n'eft - ce point
parce que ces fueurs, qui paroiffent
bien critiques, ne le font pas dans le
fait; ou bien, pour parler le langage
des *Recherches*, parce qu'il n'y a pas
beaucoup de fueurs bien critiques, &
qu'elles ne font le plus fouvent que
fymptomatiques ?

Le même grand Médecin, dont je
viens de donner la décifion fi précau-
tionnée, rapporte l'exemple d'une fueur
arrivée au feptième, qui eft un jour
critique. Cette fueur étoit chaude,
univerfelle, abondante ; elle dura l'ef-
pace de fix heures, & elle fut fuivie
d'un foulagement très-marqué : cependant la maladie fe prolongea jufqu'au
trente-quatrième, avec des accidens
graves. Si une pareille fueur n'eft pas
bien critique, quelle fueur le fera donc ?
Encore une fois, cet exemple ne prouve-
t-il pas qu'il n'y a pas beaucoup de
fueurs bien critiques, & qu'elles ne
font la plupart que fymptomatiques ?

Notre grand Médecin avertit qu'il ne se méprit pas à cette fueur ; il faut que le fait foit bien vrai, puifqu'il l'avance : il lui manquoit, dit-il, une des conditions requifes par Hippocrate pour les fueurs bien critiques.

Hippocrate lui avoit appris, par beaucoup d'obfervations, que les fueurs, foit qu'elles aient été, foit qu'elles n'aient pas été précédées de tremblement, ou de friffonnement, font d'un pronoftic douteux, jufqu'à ce que l'événement ait décidé la chofe ; d'autant qu'il y a quelques fueurs qui jugent les maladies dès la première fois ; d'autres (& c'eft le plus grand nombre) les jugent après une feconde crife, & même elles ne fauvent pas toujours la vie aux malades (*crebritate obfervationum didicerat Hippocrates, haud modò qui horrore caruiffent, verùm etiam qui illum præcedentem habuiffent, fudores incerte pronofeos effe ; donec ftatus infequens judicationis, confirmaret certitudinem. Quippè integrè judicari quandoquè ægros, fudorum horum, alteros unicâ, fæpè alios repetita vice, imò non femper indè, ne à morte quidem ægrum præfervari*).

Ce paffage indique, fi je l'entends

bien, qu'Hippocrate ne se fioit point à la crise par les sueurs, & qu'il y en a peu qui jugent complettement les maladies. Témoin, dit toujours mon savant Guide, témoin Chærion, qui ne fut jugé qu'au vingtième jour; on ne sait comment, quoiqu'il parût l'être par une abondante sueur, qui se montra le septième : témoin la femme de Droméade qui eut trois sueurs, & qui pourtant mourut au sixième; aussi ne voit-on jamais les sueurs continues & fréquentes (*frequentes aut continuas*), guérir définitivement une maladie : témoin Erasinus qui sua pendant toute sa maladie, & qui mourut le cinquième : de même le Phrénétique qui sua beaucoup les trois premiers jours, & qui mourut le quatrième : de même la femme d'Eudoxe, qui sua dès le commencement de sa maladie, & qui mourut au septième jour, après des sueurs : de même Philisce qui mourut dans les sueurs le sixième jour, ayant sué le premier & le troisième. Enfin un pauvre Italien mourut sous les yeux de mon Guide, s'étant beaucoup fait suer jusqu'au dixième jour, qui fut le dernier de sa vie; son sang étoit tellement sec, que l'eau qu'il buvoit, ne

pouvoit plus s'y mêler (*sudor à sanguine sic condensato, ut aquosa epota
haut ultrà secum commiscere possent*).

Qui oseroit soutenir, après tous ces
exemples, que les sueurs ne sont pas
le plus souvent symptomatiques, &
qu'il n'y en a pas beaucoup qui soient
bien critiques, c'est-à-dire, qui ter-
minent absolument & complettement
une maladie ?

XVII.

*Ce grand homme de l'article précédent,
est M. de H. lui-même : il l'a dit,
ses cendres seront vénérées en Allemagne, pour en avoir banni l'amour
des sueurs. Quels hommages ne devons-nous pas lui rendre, tandis que
nous le possédons !*

MAIS quel est donc ce savant Médecin si favorable à l'opinion de l'Auteur des *Recherches*, sur ce qui regarde
les sueurs ? C'est vous - même, mon
très-illustre Maître; oui, c'est vous.
Jettez les yeux sur le quatrième Tome
de vos Œuvres, qui a paru à Paris
en 1764, & vous y verrez tous les passages que je viens de transcrire. Vous

exhortez vos Disciples à rester toujours dans le doute, au sujet de l'événement des crises. Vous faites l'histoire d'une sueur qui avoit l'air d'être
critique, & qui ne le fut point. Vous
faites dire à Hippocrate, que toutes
les sueurs sont d'un pronostic douteux (*incertæ prognoseos*) que souvent, il en faut plusieurs pour juger
une maladie; que rarement (*quando-
que*) une seule les juge, & qu'on
n'est pas toujours sûr de la vie des malades, après ces jugemens. Vous ne
parlez point d'une seule sueur bien
critique : vous ne faites l'histoire que
des sueurs de mauvaise espèce, vues
par Hippocrate, sans daigner parler
de celles de bonne espèce, dont il a
aussi fait mention.

Cette quatrième partie ne paroît
avoir été écrite, que pour montrer les
efforts efficaces que vous faites contre
ceux qui croient trop généralement
que les sueurs sont bonnes. Vous atta-
quez de front les idées de ceux qui
pensent que les éruptions cutanées
ont presque toujours quelque chose
de critique : vous en reconnoissez à
peine (*vix*) de cette dernière espèce.
Vous vous flattez d'acquérir une gloire

immortelle en Allemagne, pour y avoir heurté le préjugé public. Bien éloigné de penfer comme ce dur Jurifconfulte, qui menaçoit un certain pays de le priver de fes cendres; vous prévoyez avec plaifir que les vôtres feront vénérées, en vertu de la réforme que vous avez introduite dans leur pays, pour les guérir de cette funefte plaie, qui eft de croire aux fueurs (*nec planè ingratos meos cineres Germanis fore hariolor, quando ab hac funefta plaga, penè immunes, me adjuvante & urgente, fe redditos effe recordabuntur*).

Enfin vous parlez de l'hiftoire des fueurs, avec d'autant plus d'affurance, que vous vous êtes abondamment pourvu fur cette matière dans Sennert, qui vous a conduit à Hippocrate, dans Riviere, Sydenham, Baglivi, Van-Swieten. Vous vous fâchez cent fois contre ceux qui couvrent les malades, & qui font enchantés de les voir fuer. Vous regardez toutes ces fueurs comme une chofe fort inutile, ou comme des accidens qui ne font qu'augmenter la maladie; & cependant vous vous fâchez encore, de ce que l'Auteur des *Recherches* vous a prévenu, en peu de paroles,

dans ce qu'il a dit des sueurs long-
tems avant vous.

Au reste, voulez-vous des exemples
du pouls de la sueur, qui, je vous le
jure, paroît quelquefois lorsqu'il est
bien critique & bien simple, comme
le nez au visage, s'il m'est permis de
parler de la sorte ; consultez M. Razoux, M. Fouquet, M. Bories de
Cette, M. Gabriel, &c.

XVIII.

*Amnistie accordée au grand Haller, par
M. de H. ; peut-être n'est-ce qu'une
trève ? Serions-nous donc traités moins
favorablement !*

Si je ne puis me flatter de mériter aujourd'hui votre suffrage pour tous nos
Partisans du pouls, au moins puis-je
espérer de vous rendre entiérement
propice à l'Auteur des *Recherches*. Avez-
vous lu ce qu'il a publié il y a deux
ans, sur le systême muqueux ? l'y trouverez-vous tel que vous aimez à vous
le figurer, un grand amateur des drogues, un grand ennemi d'Hippocrate ?
Il avoit, jusqu'à l'époque du tissu mu-

queux, fait presque toujours l'office de simple Historien & d'Observateur ; il a sur-tout soutenu ce caractère dans le traité du pouls, & dans celui des crises : enfin il s'est expliqué un peu plus affirmativement.

Donnez-vous la peine de consulter tout ce qu'il a écrit : vous verrez s'il mérite les reproches que vous lui faites sur Hippocrate ; ou s'il n'est pas mieux jugé par M. Vandermonde , qui s'explique ainsi : *il est fort singulier que l'Auteur des* Recherches *ait trouvé dans la marche du pouls, de quoi appuyer les idées d'Hippocrate sur les quaternaires, les jours & les termes des maladies. L'histoire du pouls donne un lustre nouveau à cette médecine Hippocratique, dont notre Auteur paroît être fort partisan , au point même de faire très-peu de cas de quelques autres systêmes de Médecine : il insiste peu sur l'application de son systême à la pratique ; il se contente de proposer des doutes , & d'engager les Praticiens à les éclaircir.*

En est-ce assez, Monsieur, pour vous tranquilliser & vous adoucir un peu ? Le Commentateur de Cox vous orientera encore mieux sur cette matière ; & un des témoins de la doctrine du pouls, vous dira qu'il feroit injufte de prétendre deviner les opinions d'un Auteur, pour les combattre d'avance. Je me fouviens fort bien, que vous venez d'offrir une forte d'amniftie à l'illuftre M. Haller, ayant fu qu'il n'en vouloit point à votre pathologie, dans fes expériences fur l'irritabilité (*rebus fic fe habentibus, manum de tabula. Manifeftum jam eft illuftriff. Hallerum, de mutanda pathologia ne fomniaffe quidem*). J'efpère à-peu-près de vous la même condefcendance pour l'Auteur des *Recherches*.

XIX.

Tout eft perdu; il n'y a plus de Médecine! il refte au moins cet Hôpital de Vienne échappé de Cos. Nos fumus verè Hippocratici, s'écrie fouvent M. de H,! Malades de l'Europe entière, tournez vos cœurs du côté de ce nouveau Palais d'Hygiéie!

MONSIEUR Michel & Cox font, à proprement parler, les premiers qui aient hautement puifé les indications du traitement des maladies, dans les rithmes du pouls : ainfi c'eft à eux que vous avez à faire, lorfque vous déclarez à la face de l'Univers, que la nouvelle doctrine du pouls bouleverfe la Médecine ; vous formez aujourd'hui cette prétention, que vous prouverez fans doute une autre fois (*Medicinam fub-vertit*). Je laiffe cette difcuffion à juger entre vous & M. Michel, M. le Camus & M. d'Abbadie, Commentateur de Cox, & plufieurs autres.

Je préfume fur-tout, que vous voudrez bien mettre M. Fouquet dans le nombre de ceux auxquels vous devez la preuve du bouleverfement de la Médecine, prétendu caufé par la doctrine du pouls.

Je connois encore une belle thèfe de MM. Verdelhan des Moles, & Gauthier, fur l'indication tirée du pouls, pour l'application des purgatifs. Ces deux Docteurs-Régens de la Faculté de Paris, foutiendront leur dire vis-à-vis de vous, d'Egal à Egal, de Profeffeur à Profeffeur : vous verrez que la doctrine du pouls a fes Protecteurs parmi nous, & dans le fein même de la Faculté, où vous n'avez pas raifon d'avancer qu'elle a été profcrite ; comme fi la Faculté avoit fait quelque décret, ou quelque délibération générale, fur cette matière. Ne conviendrez - vous pas au moins, que vous auriez dû citer & préſenter à vos Etudians cette thèſe, dans votre hiſtoire du pouls ? Mais je crains que vous ne jugiez pas les thèſes dignes de votre attention; car vous n'avez rien dit de celles de Scheffell, de Gmelin, d'Erhard, *in Auſtria.*

X X.

Et la Chine ! M. de H. ne dit pas un mot de l'hiſtoire du pouls des Chinois, ſi bien faite par M. Menuret. Lettre de l'Empereur de la Chine à Boerhaave; l'Hiſtorien de Vienne nous en parlera, il finira tout.

QUANT à M. Menuret, il mérite une attention toute particulière de votre part; vous me paroiſſez lui devoir un chapitre, ſi ce n'eſt un volume, au ſujet de ſes ſavantes Remarques ſur le ſyſtême du pouls, conſacré depuis vingt ſiècles chez les Chinois.

Vous ne ſauriez croire combien mes amis, Chercheurs du pouls, comme moi, ont été fâchés que vous n'ayez pas parlé de ces anecdotes Chinoiſes: vous aviez Cleyer & Barchuſen, &

plusieurs autres Auteurs à consulter.
Vous auriez eu si beau jeu, pour prouver à nos Modernes, qu'ils ne disent
rien de nouveau; puisque les Chinois
ont parlé du pouls long-tems avant
votre ami Arétée! Par quelle raison,
je vous conjure de me l'apprendre,
avez-vous gardé un profond silence sur
cette partie de la doctrine des Chinois,
qu'on ne manquera pas de remettre un
jour en parallèle avec ce que vous ap-
pellez l'Ecole de Médecine, qui, suivant vous, a toujours été d'accord sur
le pouls (*à pluribus retrò sæculis, schola
medica consideravit pulsum, &c.*) ?

Nos avis ont été partagés sur votre
silence. Je prétends en mon petit particulier, que vous avez renvoyé la
question du systême des Chinois, pour
un supplément à votre histoire du pouls.
Un autre a soutenu que vous ne parle-
riez jamais de ce systême, que vous
boudiez les Chinois, comme quelques-
uns des Grecs; ceux-ci, pour avoir
appris à empoisonner le monde avec la
ciguë, & les Chinois, à cause de l'ignorance volontaire dans laquelle ils crou-
pissent. La lettre qu'un de leurs Em-
pereurs écrivit à Boerhaave, auroit dû
les mettre en voie de s'informer des

progrès de la Médecine en Europe, &
de trouver en vous un de ses principaux appuis : c'est l'avis de quelques
Alétophiles de Vienne, que vous con-
noiffez, & qui font tous les jours témoins de vos fuccès.

Quoi qu'il en foit, je faifis cette
occafion, pour vous prier de m'apprendre l'hiftoire exacte de cette lettre
de l'Empereur de la Chine à Boerhaave; j'ai vu s'élever bien des difcuffions à ce fujet; vous les terminerez,
j'efpère, comme vous terminez aujour-
d'hui celle de l'irritabilité (*finis quæftionis de fenfibilitate & irritabilitate*).
Oferois-je vous parler, en paffant, du
refpectueux & tendre fentiment d'admiration pour vous, que m'a infpiré
ce fommaire d'un de vos chapitres,
*finis quæftionis de fenfibilitate & irrita-
bilitate?* Il eft comparable, à mon avis,
au *fol fta* de Jofué. Dirai-je auffi que
cette difpute fur l'irritabilité, eft déjà
finie parmi nous, comme vous pouvez
vous en convaincre par la lecture de
quelques articles de l'*Encyclopédie*, &
par celle de quelques Auteurs François.
Nos Docteurs de Montpellier, par
exemple, avoient, dès l'année 1743,
difcuté & adopté le fyftême prefque

généralement reçu aujourd'hui, fur la fenfibilité & la mobilité des parties du corps vivant.

X X I.

Notre doctrine du pouls, mife en parallèle avec celle des crifes, que M. de H. aime tant, depuis que nos Auteurs les ont préfentées fous un nouveau jour.

VOUS me devez encore, mon refpectable Profeffeur, quelques éclairciffemens fort effentiels : ils regardent la manière dont vous avez rendu le fyftême de nos Auteurs.

Pourquoi avez-vous paffé fous filence, les exceptions que ces Médecins ont mifes eux-mêmes, aux règles qu'ils ont propofées ? Vous dites tout uniment, qu'ils ont avancé que tel rithme du pouls annonce le dévoiement, tel autre le faignement de nez, tel autre les crachats, &c.

Mais en vertu de quoi rendez-vous ces propofitions plus générales que ceux qui vous les ont apprifes ? Pourquoi tronquez-vous leur fyftême ? Vous trouverez par-tout dans nos Auteurs,

des exceptions fages, que vous ne de-
viez point paffer fous filence. Relifez,
s'il vous plaît, le quatrième chapitre
du deuxième volume des *Recherches* :
vous aurez la bonté de me dire enfuite, fi vous avez bien rendu l'efprit
de nos Modernes, & fi votre hiftoire
eft auffi complette & auffi impartiale,
qu'on a droit de l'attendre d'un homme
comme vous ; relifez Nihell & Salono,
vous verrez s'ils n'ont pas dit, que
toutes les crifes ne font point précédées de leurs pouls excréteurs. L'Auteur des *Recherches* va plus loin ; il
cherche, il tâche de découvrir, il indique les raifons de ces variétés du
pouls : il n'en eft pas moins vrai, qu'en
général, pour l'ordinaire, dans le cours
naturel des maladies, en ne perdant
point de vue des exceptions poffibles
à calculer, les règles de la nouvelle
doctrine du pouls font vraies & utiles,
& qu'un Médecin qui tâte tous les
jours des pouls, doit s'occuper de ces
règles. Un exemple va me faire entendre.

Vous publiez, mon très-illuftre
Maître, que vous êtes le reftaurateur,
le fauteur & l'amateur des crifes : vous
vous donnez pour le défenfeur d'Hippo-

crate, au moins *in Austria ;* cet homme divin vous a appris à connoître les crises. Mais que répondriez - vous à quelqu'un qui, pour infirmer votre opinion, vous diroit qu'il n'y a point de crises, & qui, pour le prouver, rapporteroit des histoires de maladies, où il n'y a point eu de crises en effet ? Vous diriez sans doute que, lorsqu'Hippocrate avance qu'il y a des crises, il ne dit pas qu'il y en a toujours, & par-tout, & qu'Hippocrate n'est point en contradiction avec lui-même, quoiqu'il convienne qu'il y a des maladies où les crises n'ont point lieu.

Pourquoi ce raisonnement si simple ne seroit-il pas applicable à la doctrine du pouls ? Elle est vraie, elle est admise, mais non sans exception ; elle n'a pas encore été portée au point d'être applicable dans les maladies, comme il y en a où le pouls ne suit point les rithmes ordinaires. (J'allois dire qu'il ne s'explique point, ce qui seroit faux ; car l'absence des signes critiques du pouls, lorsqu'ils devroient naturellement paroître, est, pour nos Modernes, une sorte d'explication ou d'expression négative, de laquelle on peut tirer parti pour le diagnostic &

le pronoſtic des maladies). Qu'a de
révoltant cette doctrine, qui jouit
de l'avantage de pouvoir, à quelques
égards, être comparée avec celle des
criſes ?

XXII.

*L'ouvrage de M. Fouquet inconnu à un
aussi grave Hiſtorien que M. de H.:
quelle chance, quelle lacune, dans
l'hiſtoire du pouls !*

CE défaut de maturité parfaite dans
la doctrine du pouls, ces eſpèces de
pierres d'attente qui y ont été placées
avant que vous ne penſaſſiez à vous
occuper de cette matière, me mènent
naturellement à vous demander, Monſieur & très-cher Archiâtre, ſi vous
avez bien pris garde au titre des *Recherches* : on les a dénommées *Recherches ſur le Pouls.* Y a-t-il quelqu'un
qui ignore qu'il n'eſt queſtion dans cet
ouvrage des pouls non critiques qu'en
paſſant ? Mais on y trouve une note
remarquable au ſujet des Chinois : ils
ont, dit-on, partagé le bras en plus
d'une touche; ce qui mérite l'attention
des Obſervateurs.

C'eſt ici, Monſieur, que l'ouvrage
de

de M. Fouquet se réunit aux *Recher-ches*. M. Fouquet a de son fonds, & par une étude prodigieuse & une sagacité peu commune, développé la manière Chinoise ; il a fourni de nou-velles forces à la doctrine du pouls en général.

Dans les *Recherches*, les caractères du pouls se tirent principalement de l'égalité & de l'inégalité des battemens, de l'égalité & l'inégalité de distance dans les battemens, de la simplicité ou du redoublement des battemens. M. Fouquet y ajoute deux autres sortes d'égalités & d'inégalités ; celle de l'en-droit de l'artère où le battement se fait principalement sentir ; celle de la forme ou de la figure que prend l'artère dans les battemens.

Voilà des formules générales, aux-quelles on peut rapporter les différentes espèces de pouls critiques, organiques, non critiques. La fréquence ou la len-teur du pouls, sa dureté ou sa mollesse, sa grandeur ou sa petitesse, font des caractères subsidiaires, auxquels il nous est sans doute permis d'avoir recours.

M. Desbrest a déjà prévu qu'on pou-voit essayer de trouver jusqu'à des con-trariétés entre les deux méthodes, dont

Tome III. II.e Partie. R

il vient d'être queſtion : mais le même Médecin a diſcuté cette partie, de manière à ne laiſſer aucune reſſource à la chicane.

Il demeure toujours certain parmi nous, que le pouls eſt l'expreſſion de la nature ; que ſes rithmes bien connus, ſont une eſpèce de langage à conſulter, & que les rithmes décrits par nos Auteurs, expliquent ce langage, de même que les urines, la langue, la reſpiration, & tous les autres ſignes.

XXIII.

Il eſt à craindre que les obſervations de M. de H., ne ſoient pas plus fidelles que ſon hiſtoire ; ce ſeroit un grand malheur ; ce ſeroit des obſervations à refaire, ou bien de la beſogne perdue.

Si quelqu'un a jamais dit que la nouvelle doctrine du pouls eſt démontrée géométriquement ; ſi quelqu'un exige de nous de ces ſortes de démonſtrations, auxquelles ne parvient aucune notion de Médecine pratique ; ne ſerois-je pas fondé, Monſieur, à le mettre dans la claſſe de ceux qui n'ont point les premières idées de la logique médicale, de cette manière de conjecturer propre aux Médecins ? Ne conclurez-vous pas aussi, de ce que j'ai l'honneur de vous observer, qu'étant accoutumé à juger du pouls, d'après le mélange des deux méthodes dont je viens de parler, toutes les observations qu'on pourroit nous opposer, & qui ne font pas faites d'après ces deux méthodes combinées, font de nulle valeur & de nulle preuve, vis-à-vis de nous ? Je suis au désespoir de vous dire que vos observations font de ce nombre ; jusqu'à ce que vous ayez établi que les cas, dans lesquels vous n'avez pas trouvé les caractères tracés dans les *Recherches*, manquoient aussi des caractères qui font détaillés dans l'ouvrage de M. Fouquet.

Vous voyez, Monsieur, que je ne me fais pas tirer l'oreille, pour convenir que vous n'avez pas en effet, comme vous le dites, trouvé votre compte dans les *Recherches*, à l'égard des malades, où vous prétendez avoir vu le pouls égal, presque dans tout le cours de leur maladie. Cette assertion de votre part, n'en est pas moins un paradoxe, pour beaucoup de nos Maîtres :

j'ai oui dire à un d'entre eux, qu'il vous défioit de bien constater une seule maladie aiguë, dans laquelle le pouls n'aura pas varié, quant à la force & aux distances, & au développement des pulsations, dans les diverses périodes de la maladie. S'il est vrai au contraire que les commencemens, les milieux & les déclins des redoublemens, ont chacun leur pouls particulier, & que tous les pouls des commencemens ont entre eux des rapports marqués, de même que ceux des milieux & des déclins, n'est-il point évident qu'on pourra distinguer dans chaque redoublement, trois espèces de pouls, qu'un esprit observateur saura ranger en classes?

Ce qui se dit des redoublemens d'une fièvre, doit s'entendre d'une maladie, ou de quelque espèce de fièvre que ce puisse être ; elle a son commencement, son milieu & sa fin ; & chacune de ces périodes est marquée par une espèce de pouls particulière. On pourra de même rapprocher, comparer & classer les pouls des diverses évacuations, qu'on trouvera avoir des rapports entre eux ; ils feront par conséquent une classe particulière.

Ce qu'on conçoit comme poffible dans ce que je viens de vous dire, nos Auteurs l'ont fait, tous les Praticiens l'entendront & l'éprouveront ; il n'y en a pas un feul qui n'ait la tête meublée de faits propres à édifier cette efpèce de plan dans fa mémoire ; fi la chofe étoit autrement, on ne pourroit jamais rien connoître au pouls.

X X I V.

Le fage & célèbre Van-Swieten répare le tort fait à Galien par M. le Profeffeur de H. ; nos Auteurs y trouvent leur compte : heureufe compenfation.

J'AI trop tardé, Monfieur, à vous parler de M. le Baron Van-Swieten ; faites-lui, je vous prie, agréer mes excufes. Votre hiftoire me ramène à lui, autant que l'eftime & la vénération qu'il ne ceffe de nous infpirer pour fa perfonne & pour fes ouvrages.

Vous dites en paffant, qu'il s'eft fouvenu deux fois de Nihell en l'année 1745, (*illuftriffimus præfes nofter, Nihelli, in operis altero Commentariorum. Tomo, anno 1745 edito, bis meminerat*). Me laifferez-vous la liberté de faire un petit commentaire fur cette affertion fi laconique, & fi peu inftructive pour ceux qui n'ont pas autant de favoir & de connoiffances que vous ?

M. Van-Swieten fait un extrait de l'hiftoire de Solano & de Nihell; il donne des louanges à ces deux Médecins. Il décide que *l'importance de la chofe mérite que tous ceux qui s'appliquent à la Médecine, s'occupent de cette queftion : il adopte les découvertes de Solano & de Nihell : il ajoute qu'il ne peut refter aucun doute fur des faits atteftés par d'honnêtes Citoyens, & par des Médecins : il remarque que le pouls inciduus de Solano a beaucoup de rapport avec l'ondulent de Galien : il fait ufage de l'opinion de Solano, fur le pouls de la diarrhée critique.*

Permettez-moi, Monfieur, de vous faire cette repréfentation, avec tout le refpect que je vous ai voué. N'étoit-il pas du devoir d'un Hiftorien auffi fidèle que vous l'êtes, de rappeller aux Lecteurs, l'éloge que M. Van-Swieten fait de la doctrine du pouls, encore naiffante, lorfqu'il en difoit ce que je viens de rendre en notre langue ? La candeur avec laquelle il compte fur

les observations du Médecin Espa-
gnol & du Médecin Anglois, ne
devoit-elle pas rendre ces observations mille fois plus précieuses, sur-
tout pour vous? & le cas que votre
Président fait de Galien, dont il parle
en tant d'occasions, ne devoit-il pas
vous rendre un peu moins tranchant
dans vos décisions? Vous vous conten-
tez, après ce que j'ai rapporté, de
dire que M. Van-Swieten s'étoit sou-
venu en passant de l'ouvrage de Nihell
(*meminerat*).

X X V.

M. de H. se jette respectueusement aux
pieds de Van-Swieten ; c'est fort bien
fait : mais il falloit aussi ne pas affec-
ter une réticence , qu'on nommeroit
frauduleuse en Justice.

CE n'est pas tout. Pourquoi faut-il
qu'un jeune homme qui n'a pas le
bonheur de profiter des leçons de M.
Van-Swieten, & qui le connoît seulement par ce qu'en publie la renommée ;
pourquoi faut-il que ce jeune homme
soit obligé de vous raviser sur des
traits qui auroient si bien paré votre
histoire du pouls?

R 4

Vous marquez un attachement si tendre pour votre illustre Préfident, en lui dédiant une petite differtation fur les hémorroïdes ! (*De hæmorroïdibus libellus.... Si facere jufferis, obtemperabo ; cum nihil magis volupe mihi effe poffit, quàm tibi, nihil nifi publicum bonum, nihil nifi mortalium commoda, nihil demùm nifi Medicinæ incrementum, diu noctuque meditanti, ac fpiranti, obedire).*

Ecoutez aujourd'hui ce qu'il vous apprend, Monfieur : vous n'avez rappellé que fon deuxième volume (*altero*) ; voici ce qui fe trouve dans le quatrième, qui a paru plufieurs années après le fecond, & long-tems avant votre douzième partie ; vous aurez la bonté de me marquer fi j'ai bien traduit.

Solano avoit remarqué que l'hémorragie du nez étoit annoncée par le pouls dicrote : des Médecins excités par cet exemple, ont obfervé avec beaucoup d'attention les divers mouvemens du pouls, pour en tirer des pronoftics, tant dans l'état de maladie, que dans l'état de fanté. Le pouls des règles a été décrit par l'Auteur Anonyme des Recherches fur le Pouls : *il remarque que ce pouls fe rencontre plus aifément dans les jeunes filles, & dans les femmes d'un certain âge. Tâtant ces jours derniers le pouls d'une vieille Demoiselle, je crus sentir le pouls des règles, tel qu'il est annoncé dans les Recherches. Je demandai à cette Demoiselle, si elle n'étoit pas dans le tems de ses ordinaires : elle me répondit qu'elle n'en avoit pas entendu parler depuis trois mois. A peine étois-je de retour chez moi, que la Demoiselle m'écrivit que ses règles venoient de paroître : elles furent fort abondantes. L'Auteur des Recherches avertit que le pouls des règles ne paroît pas toujours. M. le Camus dit aussi qu'il a trouvé ce pouls.*

Pourquoi, Monsieur, cachez-vous à vos Lecteurs ce passage si remarquable ? est-ce ainsi que vous obtempérez aux vues d'un homme, dont les volontés font vos plaisirs ? Vous devez savoir mieux que personne de quel poids est son suffrage en Médecine ; & vous voulez le soustraire à la doctrine du pouls ! Vous ne trouvez pas qu'il soit utile & nécessaire d'apprendre à vos Lecteurs, que la première observation faite à Vienne sur le pouls des règles, appartient à M. Van-Swie-

R 5

ten , comme toutes les branches de la doctrine que vous y profeſſez.

XXVI.

La réputation de M. le Profeſſeur Hiſto-rien , parmi les Alétophiles de Vienne , qui ſont de la race de l'Alétophile qui ſervit autrefois à Drelincourt un morceau très-friant (*).

Je dis plus. Quelque méritée que ſoit de votre part la réputation dont vous jouiſſez (parmi les Alétophiles de Vienne) , ne penſez-vous point qu'on pourroit, en empoiſonnant votre con-duite, vous ſoupçonner du projet de vous attribuer un jour cette première annonce publique du pouls des règles (*in aere Auſtriaco*) ? Vous n'avez pu le cacher entiérement ce pouls de la matrice , dans une de vos obſervations :

____

(*) *Comperimus homines , qui ab aliis ſe-cerni , qui dictis factiſve haud heroicis , haud utraque pallade celebrandis , militaribus & ſcientificis , inclareſcere ambiunt , qui geſtis exorbitantibus , qualecumque ſibi nomen quæ-rere 'ambiunt....* Diſoit l'Alétophile de Drelin-court. *Vid. Drelincurt. Opuſcul.*

vous en dites affez, pour foutenir que vous l'avez connu; & vous vous tenez en pofition de pouvoir dire au befoin qu'il n'exifte pas.

Si vous aviez des doutes, c'étoit le cas de rappeller l'obfervation de votre Préfident, & de la placer franchement avant la vôtre, comme elle doit l'être; elle eût fait tomber la balance du bon côté; elle eût éclairé un certain louche, que j'ai cru appercevoir dans votre manière de vous exprimer.

Au nom de Dieu, Monfieur, nettoyez cela; ne laiffez aucun prétexte de vous reprocher, que vous voulez tout faire, & tout avoir fait.

Cependant permettez-moi de faifir une occafion bien naturelle; fouffrez que je mette en paffant, & fur ce qui regarde la doctrine du pouls, M. Sénac notre Comte des Archiâtres, à côté de M. le Baron Van-Swieten votre Préfident : cette doctrine a mérité l'attention, & j'ofe dire l'approbation de ces deux grands hommes, dont la poftérité recevra les loix & les décifions, que notre fiècle leur voit former; ils ont mis leur fceau aux nouvelles obfervations, & vous ne dites rien de leur manière de penfer. Ce filence n'éton-

R 6

nera-t-il pas un jour les Ecoles futures, lorfqu'elles feront allaitées par les ouvrages des Sénac & des Van-Swieten, & par les vôtres, que vous avez réfolu d'envoyer fi purs à la poftérité ? (*Erubui legens…. meo forfitan nomine, me mortuo, ni Deus avertas, edenda*).

X X V I I.

La douceur de la méthode de Van-Swieten ; le bruyant de celle de M. de H. , qui commande l'exercice des Candidats, dans les petites falles de fon petit Hôpital , avec une ferveur qui tient de l'enthoufiafme.

ENCORE un mot, s'il vous plaît, fur M. le Baron Van-Swieten. Avec quelle noble fimplicité il fait fon hiftoire & fes réflexions ! avec quelle précaution il interroge fa Malade, fans laiffer voir ce qu'il cherche dans le pouls ! combien il eft fage & fobre dans fes conclufions ! avec quelle honnêteté il parle de fes Confrères étrangers ! avec quelle pénétration & précifion il a faifi les rithmes du pouls dont fes Confrères ont parlé !

Vous avez pris une autre route,

Monfieur ; c’eft fans doute parce que vous la croyez meilleure : j’en ferai la comparaifon avec celle qu’a fuivie votre Préfident.

Vous entonnez, fi je puis le dire, la trompette, au fujet du plan que vous avez pris, pour faire vos obfervations. Vous marchez dans les falles de votre Hôpital, efcorté d’une nombreufe & brillante cohorte, avec laquelle vous afliégez les lits des malades. Vous êtes des heures entières à quêter le pouls, & à commenter les ouvrages qui en parlent. On tâte, on retâte, on difcute, on ramaffe les voix des Acteurs ; on lit, on relit, on écrit fur les regiftres, *durus*, *fubdurus*, *æqualis*, *&c.* Pauvres malades ! Pardon, Monfieur, de l’exclamation qui m’échappe, & du fentiment qui me fait lever les mains au Ciel pour la profpérité de votre befogne. Mais ne m’imputez point de groffir les objets, & de donner à une chofe fi férieufe en foi, des couleurs trop légères. Je n’ai l’honneur de vous parler, que d’après ce que vous rapportez vous-même : je m’en tiens à vos propres expreffions. (*Accedunt juniores Medici....... Conveniunt quoque Medici extranei juniores.... Cohorte tam elegante*

ſtipatus, teſtibus tam idoneis circumda-
tus, hoc pulſuum examen inſtitui, per-
feci ; ſic ut aliquandò integram horam
lectioni unicè impenderem…. Ad ægroto-
rum lectulos, ut refricatâ memoriâ, ſic
mecum pulſum explorarent….. Ejuſmodi
examen continuò repetitum, ad pulſum
exactè explorandum, egregiè optavit).

Je dis, Monſieur, que cette bruyante
méthode d'explorer le pouls, eſt à-peu-
près bonne à rien, & qu'on ne peut
ſe flatter de faire quelque progrès dans
ce genre d'étude, qu'en adoptant, à
tous égards, la méthode fort contraire
de M. le Baron Van-Swieten.

XXVIII.

La méthode de M. de H. peut jetter
l'épouvante, ou ſemer des ſoupçons
dans l'eſprit des malades : ſes obſer-
vations rejettées avec reſpect, juſqu'à
ce qu'elles aient été faites avec les
ſoins néceſſaires.

EST-IL en effet un Médecin qui
puiſſe ignorer que le ſaiſiſſement &
l'étonnement, qu'il doit néceſſairement
inſpirer à un malade, lorſqu'il entoure
ſon lit avec une troupe de jeunes gens,

lui caufe une agitation qui fe peint fur le pouls? Une Vierge timide, un malade accablé de douleurs, une femme vive & fenfible, un jeune homme agité & curieux, un pauvre foupçonneux, tous ces gens-là, furpris, épouvantés par une cohorte d'Affiftans, font-ils en bonne difpofition, pour fervir aux épreuves du pouls? On parle auprès d'eux, on fait des fignes, des grimaces, on approuve, on défapprouve, on lit des livres qu'ils n'entendent point, on va écrire dans un cabinet voifin, ou bien on écrit auprès d'eux, & vous croyez qu'ils n'imaginent pas qu'on leur lit du grimoire, qu'on écrit leur fentence, qu'on en veut à leur carcaffe, qu'on en difpofe déjà? Toutes ces paffions fe gravent fur le pouls.

Notre peuple de Montpellier, accoutumé depuis dix fiècles aux Médecins, n'en voit-on jamais quelques-uns affemblés, qu'il ne s'écrie, avec un fentiment mêlé de crainte & de colère, *Courpataffes! ah, Corbeaux!* & vous voudriez que nous cruffions, Monfieur, que (*in aere Auftriaco*) les malades d'un Hôpital nouvellement établi, & où les habitans de la ville fe difent les uns aux autres, qu'il s'y fait des expériences & des trépans, dans des maux de tête sans fracture, conservent assez de sang - froid pour ne pas s'émouvoir & tomber dans une sorte d'angoisse & de palpitation de cœur, au moment que le vieux Médecin, le Chef & le grand Capitaine, suivi de ses Satellites, leur tâte le pouls, & le leur fait tâter par toute la cohorte ? Les Acteurs qui le tâtent, l'un à droite, l'autre à gauche, qui montrent plus ou moins d'empressement, à proportion de leur zèle, qui veulent, en même tems, tâter le pouls, & écouter le Maître lorsqu'il fait la lecture des ouvrages dont ils n'entendent pas bien la langue ; pensez-vous qu'ils aient la tranquillité nécessaire, pour bien observer, pour bien saisir les rithmes du pouls, à travers l'agitation des malades ? Croyez-vous qu'il y en ait beaucoup parmi eux, qui osent contredire, ou pousser à bout par leurs questions, un Maître savant & célèbre, qui donne des leçons à l'Europe entière ?

Encore une fois, il résulte des divers rôles de tous ces Acteurs, une espèce de charivari, où chacun s'agite selon ses intérêts, ses craintes ou ses espérances, & où personne ne peut, comme il devroit, voir le pouls, pour le juger.

Je prends donc la liberté, Monsieur, de m'infcrire entiérement en faux, contre des obfervations faites avec un appareil fi impofant pour les malades, & fi gêné pour ceux qui tâtent leurs pouls. Comme ces obfervations ne font que le réfultat de diverfes dépofitions de témoins très-reprochables, & dont les dépofitions elles-mêmes fe font contredites, je les crois illégales ; je récufe toutes les cinq cens que vous gardez dans votre porte-feuille (*quingentorum & ultrà ægrorum, diariis, exactè omnia quæ ad pulfum cæteraque pertinent*), je les récufe pour les raifons que je viens de détailler, & dont j'ai eu l'honneur de vous parler plus haut.

XXIX.

On ne doit pas tâter le pouls, comme on fait des battues à la chasse. Jactance de Ménécrate, qui vouloit en imposer avec ses lettres qu'il adressoit à une Tête couronnée. Description de l'Hôpital de M. de H., que nous nommerions hospice.

Qui me blâmera de prendre pour règle la conduite de M. Van-Swieten, & de rester persuadé qu'il faut, sur la question du pouls plus que sur d'autres objets, procéder avec la douceur, l'aménité, le sang-froid de ce véritable Archiâtre : il vous laissera, s'il veut, afficher & publier à grands cris, tout ce qui se passera dans votre Hôpital d'un bout de l'an à l'autre, tout ce que vous pourrez voir dans dix ou douze lits seulement, qui meublent les deux chambres de cet Hôpital : cela ne nous fera pas grand chose.

Il suffit que nous soyons avertis une fois pour toutes, 1°. qu'en effet vous n'avez que dix ou douze lits dans votre Hôpital ; 2°. que le tiers de ces lits est souvent occupé par des malades qui ont des maladies chirurgicales ; 3°. qu'on y a vu des tems pendant lesquels il n’y avoit presque point de maladie aiguë ; 4°. que très-souvent, il n’y a que des maladies chroniques, propres à vos épreuves sur l’*uva ursi*, la lisimachie, l’électricité, & dans lesquelles les rithmes bien critiques du pouls sont marqués par le fonds de la maladie habituelle, autant que par l’effet des remèdes qu’on aventure.

Nous passerons légérement sur toutes ces vérités, pourvu que vous conveniez qu’on ne peut pas chercher & tâter le pouls, comme on fait des battues à la chasse, & que ces battues sont au moins inutiles, dans un lieu où il y a moins de têtes de gibier, que de chasseurs.

Lorsque nos Docteurs vont dans les Hôpitaux, où il y a plus de malades dans un seul jour, qu’il n’y en a dans le vôtre, pendant une année entière ; ils y vont seuls, ou avec deux ou trois compagnons, sans bruit, sans étalage, sans avoir affiché aux portes de la ville, qu’on va observer, qu’on va procéder à la manière d’Hippocrate (*nos sumus verè Hippocratici*).

Ainsi un Astronome attentif considère le cours des astres dans la solitude, & loin du bruit ; tandis que les polissons s'attroupent dans les rues, pour voir les éclipses au travers de verres enfumés, & qu'ils se dissipent lorsque quelqu'un leur crie que l'éclipse est renvoyée au lendemain.

Ainsi dans le pays du midi, qui fut le berceau de la Médecine, ceux qui la cultivent avec modestie & sagesse, le font à petit bruit ; au lieu que ceux qui ont affiché plus qu'ils ne pouvoient faire, sont obligés de courir les rues, la tête chargée de sonnettes pour assembler les passans.

Ainsi les Médecins des siècles passés, étoient, suivant le précepte d'Hippocrate, modestes ; ils parloient peu & parloient bien : tandis qu'un Ménécrate couroit les villages, & assembloit la populace, pour se faire regarder comme un Être fort extraordinaire, & qu'il écrivoit des lettres pleines de jactance, à Philippe, Roi de Macédoine.

XXX.

M. de H. fait suivre, par ses Disciples, une servante septuagénaire : petite requête qu'on lui présente en faveur de ses jeunes Elèves.

LORSQUE nous suivons nos Médecins, ils disent, avant ou après leurs visites, à chacun de nous : vous, prenez garde à ce numéro, & vous à tel autre ; suivez ces malades, venez les voir plusieurs fois dans la journée : ensuite ils répondent en deux mots à nos questions.

C'est ainsi que j'ai vu procéder à Paris, MM. Maloet, Verdelhan, Macquart, l'Allouette & Thierri ; & à Montpellier, MM. Fournier & Fargeon : attachés ou non à la doctrine du pouls, ces savans la connoissent comme toutes les autres parties de la Médecine ; ils nous la mettent sous les yeux, sans faire un grand étalage de savoir & de critique ; ils nous exercent peu à peu, sans bruit & sans ostentation ; ils ne forcent point notre suffrage ; ils se contentent de nous exposer ce que les divers Auteurs ont prétendu ; ils savent que ce qui plaît aux uns, peut déplaire aux autres : ils ne veulent pas faire de leurs diſciples, des automates montés à une fade & triſte monotonie, dire&ement contraire à la liberté, &, ſi je puis le dire, au génie de notre Art.

Au reſte, j'aime fort que vous ayez chargé mes camarades & mes confrères vos Ecoliers, de ſuivre cette vieille ſervante, dont le pouls eſt égaré & fol (*ſeptuagenariam ancillam.... plures Medicinæ ſtudioſi ejus pulſum explorarunt*). Mais je voudrois bien que vous leur euſſiez auſſi recommandé, ou permis, d'examiner le pouls de quelques-unes de ces jeunes filles, qui, dans le feu & l'ivreſſe agréable de leur puberté, regorgent de ſang, & ſont dans le plus beau période de leur vie, pour l'explication & le développement des fonctions.

Permettez-vous au moins que vos diſciples tâtent le pouls des jeunes gens leurs ſemblables, & celui des perſonnes de tout âge, & des deux ſexes, dans l'état de ſanté ? Leur recommandez-vous de tâter exa&ement le pouls aux perſonnes qui ont des indigeſtions, à celles qui ſe purgent par précaution ou autrement, & enfin de ne point afficher qu'on cherche des choſes par-

ticulières dans le pouls ? Car cette in-
diſcrétion ſuffiroit ſeule pour déranger
le pouls de beaucoup de gens, & pour
attirer à vos diſciples des epithètes malignes & ridicules, dont l'envie pourroit ſe ſervir contre eux.

Tels ſont les conſeils, telles ſont les
leçons que nos Maîtres nous donnent,
pour nous rompre & nous habituer à
l'exercice de l'exploration du pouls. Les
trouverez-vous de votre goût ; & croyez-
vous que ces petits détails, utiles aux
jeunes gens, euſſent réparé l'hiſtoire
complette du pouls, que vous avez
publiée ?

X X X I.

*Un Hiſtorien Légiſlateur du pouls, doit
faire à ſes Lecteurs l'honneur de leur
apprendre comment il tâte lui - même
le pouls ; ſans cette précaution, à
quoi bon donner des leçons & répandre des dogmes ?*

IL me reſte encore quelques petites
queſtions à vous faire ſur cet objet.

De quelle manière vos diſciples
tâtent-ils le pouls, & comment le tâtez-
vous vous-même ? à quel procédé donnez-vous la préférence ? Nous avons

befoin de favoir tout cela, pour profiter de vos découvertes & de vos obfervations. Quels font les tems de la journée, eu égard aux heures du repas, les plus favorables pour l'exploration ?

Je fais que vous avez découvert, qu'en faifant remuer vos malades dans leur lit, en les faifant fe mettre fur leur féant, leur pouls s'agite, & que lorfqu'ils refpirent plus aifément, les mouvemens de leur pouls font mieux expliqués. Je vous jure fur ma foi, que nos Maîtres favent tout cela ; & je les ai vus, en tâtant le pouls, non-feulement faire remuer & affeoir les malades, mais encore les faire promener, lorfque cela eft poffible, les faire refpirer, touffer, parler ou fe taire. Je les ai vus étendre ou plier les bras & les poignets des malades, & varier toutes leurs attitudes. Je les ai vus explorer le pouls dans le fommeil des malades, & paffer les nuits, pour faifir le bon moment, &c.

Il m'eft encore arrivé d'en voir un d'entre eux fe laiffercon duire les yeux fermés aux lits des malades, & reconnoître dans leur pouls, les vifcères affectés, ou en travail de crife : tout cela s'eft paffé avec fageffe & prudence,

&

& non à grand bruit, comme j'ai eu l'honneur de vous l'obferver (29). Je vous avouerai même que, comme la vivacité eft de tous les lieux, j'ai vu quelques-uns de mes Condifciples, fe laiffer emporter à leur enthoufiafme, au point de rebuter dans des Hôpitaux, & les Maîtres qui leur apprenoient à fuivre le pouls, & les Adminiftrateurs de ces Hôpitaux, & les malades eux-mêmes, moins patiens que les vôtres, qui fouffrent à côté de leurs lits des lectures d'une heure, & des difcuffions multipliées.

Ces petits accidens ne pourroient-ils pas enfin vous arriver ? Ne penfez-vous pas auffi qu'un Médecin eft, dans fa pratique journalière, tout au moins auffi bien en pofition de connoître le pouls, & les autres fymptomes des maladies, que le Médecin d'un Hôpi-tal ? Vous pouvez être affuré, Monfieur, qu'il y a en France des villes & des villages, où des Médecins connoiffeurs du pouls, renouvellent journellement nombre d'obfervations, & font des dé-couvertes utiles : il y a des endroits où le peuple même eft tellement accoutumé à cette méthode, qu'on voit tous les jours les gen- des deux fexes préfenter

leur pouls au Médecin, en lui difant :
voyez, Docteur, fi mon rhume mûrit,
fi je cracherai bientôt; fi le mal de tête
que j'ai, amenera un faignement de nez ;
fi j'aurai mes règles ou les hémorroïdes ;
fi la colique qui me travaille, fera fuivie · de la diarrhée ; fi ma médecine a
fini d'opérer, fi je vomirai encore.

Il y a des Médecins qui · difent fort
fouvent à leurs malades : je ne veux
point vous faigner ; parce que vos règles font fur le point de paroître ; parce
que j'aime mieux, dans l'état où vous
êtes, attendre le faignement de nez.
Vous avez befoin de vomir : je · vous
purgerai bientôt ; car les entrailles commencent d'entrer en crife. Vos urines
ne font-elles pas troubles ? &c. &c.

Tout cela eft reçu, connu, ufité,
au point de ne pas laiffer plus de doute
que l'infpection de la langue, celle
des urines & de toutes les autres excrétions. Il y a même de nos Sages-
femmes, & encore plus de nos Accou-
cheurs, qui connoiffent au pouls, fi
une femme groffe accouchera fous peu
de jours ou d'heures. Et la groffeffe,
Monfieur, fe connoît-elle au pouls, &
pourriez-vous efpérer tous ces heureux
fuccès, de la méthode fuivant laquelle

vous avez completté votre histoire
(*perfeci*) ?

XXXII.

*Van-Swieten loué pour la troisième fois.
M. de H. varie dans ses énonciations ;
mais il aime à se placer avant Solano
& les autres Modernes, au sujet du
pouls intermittent ; il est stable sur
ce point.*

JE vais enfin achever de vous prouver l'insuffisance de cette méthode, &
de donner plus de relief à celle de M.
Van-Swieten, qui est aussi la nôtre ;
en vous remettant sous les yeux quelques incertitudes, quelques erreurs de
calcul, dans lesquelles vous êtes tombé.

Tantôt vous dites avoir vu, dans
l'espace des quatorze dernières années
& demie qui se sont passées à démontrer la Médecine Hippocratique, deux
fois certainement, & peut-être trois,
le pouls intermittent, avant la diarrhée
critique (*bis certò, ac fortè ter*).

Tantôt vous avez, pendant le même
espace de tems, vu la diarrhée avec le
même pouls, une fois par hasard, ou
bien deux, ou peut-être trois fois (*casu
unum, alterumve, aut fortè tertium*).

D'abord c'étoit deux fois sûrement (*bis certò*), & ensuite c'est une fois par hasard, ou bien deux fois (*casu unum alterumve*).

Ici vous dites que le pouls intermittent est l'effet de la présence des vers dans les entrailles (*à vermibus intermittere pulsum*); & ailleurs vous prétendez que cette vérité appartient aux Anciens, & à votre propre expérience, & non point à nos Modernes (*non ex recentiorum dogmate, verùm à remotâ antiquitate, propriâque experientiâ*).

Ainsi vous vous placez franchement avant Solano, & ceux qui ont travaillé depuis lui; & vous ajoutez qu'un pareil pouls est souvent, & souvent non, l'effet de la présence des vers (*sæpè vermium ejusmodi pulsus fit, sæpè etiam minimè*). Mais qu'importe que le pouls soit rendu intermittent, ou par la présence des vers, ou par la saburre (*sordes primarum viarum*)? Ce pouls en est-il moins intestinal, suivant l'expression de nos Auteurs, qui ont écrit si long-tems avant votre histoire de 1768?

XXXIII.

Heureuse remarque de l'idiosyncrasie des Espagnols : plus heureuse comparaison entre l'air d'Espagne & celui de la Hollande. Découvertes de notre Historien.

TANTÔT vous laissez à décider si l'Espagne n'est pas spécialement propre aux observations de Solano (*Hispania tellus, victus, aerque, Hispanorum idiosycrasia, num ejusmodi pulsuum causæ existant ?*) ; & vous assurez qu'en Hollande, où vous avez pratiqué la Médecine pendant vingt années, & où vous avez éprouvé, pendant huit ans, la méthode de Solano, vous n'avez pu voir une seule observation favorable à cette méthode (*Batavo in aere, in quo praxim indè viginti annos exercui, & in quo annos octo in Solanoniorum veritatem sedulus inquisivi.... Non potui hanc ejus experientiam practicam confirmare*).

Je n'ai rien à dire sur cette scrupuleuse comparaison de l'air d'Espagne & de celui de la Hollande ; elle est trèsbien placée assurément. Mais pourquoi, pendant vos vingt années de pratique,

en Hollande, & pendant les huit années que vous avez employées à étudier
Solano, n'y avez-vous jamais pensé ni
à l'intermittence, que les Anciens vous
avoient appris être l'effet des vers, ou
de la plénitude des entrailles, ni à vos
propres observations, qui vous auroient
appris la même vérité ? (*Non potui
confirmare*). Il vous falloit sans doute
changer d'air, pour être mieux orienté.

Ce que vous avez vu en Hollande
(*in aere Batavo*), n'a point de rapport
avec ce que vous avez vu en Autriche
(*in Austria*). Voudrez-vous bien permettre que notre air de France, qui
est précisément intermédiaire entre celui d'Espagne & de Hollande, soit plus
favorable que le dernier, pour les
observations du pouls ?

X X X I V.

*Petite aventure entre M. de H. & un
Marchand fort goguenard de son métier ; cette aventure , quoique fort
ordinaire , transformée en miracle
(mirum)!*

DANS quel air, s'il vous plaît de nous
le dire, avez-vous observé ce que vous

rapportez au commencement de votre traité du pouls, fait en 1768, & dont vous parlez avant que d'avoir seulement fait mention de Solano & de ses Adhérens ? (*Quod autem mirum ipse observaverim, non reticebo*).

Il s'agit d'un Marchand, dans lequel vous avez trouvé, il y a plusieurs années (*à pluribus retrò annis*), le pouls intermittent dans l'état de santé, & le pouls égal dans l'état de maladie. Ce bon-homme rit même de votre embarras (*me inquietum risit*) ; ce qui indique, ce me semble, que vous n'étiez pas alors si aguerri qu'aujourd'hui sur le pouls.

Quoi qu'il en soit, si cette aventure vous étoit arrivée *in aere Batavo*, avant ou après l'ouvrage de Solano, qui parut, suivant vous, en 1741, vous n'auriez pas avancé que vous n'aviez rien vu en Hollande. C'est donc en Autriche & pendant les dernières quatorze années & demie, que vous avez trouvé ce phénomène admirable (*mirum*) : ainsi votre époque (*à pluribus retrò annis*), ne monte pas si haut que la publication de l'ouvrage de Solano, qui auroit dû vous rendre moins inquiet, & vous épargner la risée du malade.

D'ailleurs, comme vous ne publiez ce phénomène qu'en 1768, c'eſt-à-dire, douze ans après la publication des *Recherches*, où l'on trouve de pareils faits, ſans qu'on crie au miracle, vous auriez bien pu ne pas le regarder ajourd'hui comme ſi étonnant, & comme vous étant particulier, d'après quelques Anciens.

Toutes ces obſervations, toutes ces époques, tous ces faits hiſtoriques, ne vous paroîtroient-ils pas mériter quelque commentaire, où la vérité parût au grand jour? Il ſeroit bien utile que M. le Baron Van-Swieten mît la main à cette beſogne.

X X X V.

M. de H. paroît avouer lui-même qu'il ne s'occupe ſoigneuſement du pouls, que depuis deux ans ſeulement. Peut-il, dans un ſi court eſpace de tems, avoir fait cinq cens obſervations? (Quingentis obſervationibus.)

JE voudrois de tout mon cœur, que nos Modernes ne vous euſſent rien appris, & je ſouhaiterois pouvoir vous remercier, pour ma part, de toutes les découvertes possibles; c'est un tribut de reconnoissance que je paierois volontiers. Mais je ne puis comprendre dans votre ouvrage, si vous êtes dans l'intention de vous approprier tout ce qui s'y trouve.

Je viens de vous parler de vos travaux, faits, peut-être (34), il y a plusieurs années. Je crains actuellement que vous ne soyez occupé du pouls, que depuis deux ans tout au plus : vous paroissez l'avouer vous-même (*à biennio novas observationes... sedulò examinavi*) ; & j'ai eu l'honneur de vous faire observer qu'avant cette époque, vous n'aviez pas vu les *Recherches* (14).

J'espère que vous rendrez tout cela plus clair que le jour, & que vous prouverez à tout le monde, que les cinq cens observations dont vous parlez, n'ont point été faites seulement depuis deux ans; car, en vérité, la chose seroit trop forte (*quingentorum ægrorum exactè omnia, quæ ad pulsum cæteraque pertinent*) : anciennes ou non, je vous supplie de les publier ces cinq cens observations ; elles feront le pendant si desiré des Epidémies d'Hippocrate.

Au reste, si par hasard vous employez, sur ce qui regarde les princi-

paux caractères du pouls, les dénomi-
nations de dur, grand, fort, petit,
tendu, &c. j'efpère que vous voudrez
bien nous montrer à quels fignes je
dois juger auffi que le pouls eft dur,
grand, fort, pet t, tendu, &c.

Je m'imagine encore, que les obfervations dans lefquelles vous dites avoir
noté des rithmes du pouls, qui n'ont
pas été décrits par nos Médecins, ne
font point oubliées dans le nombre
des cinq cens ; on vous devra ces
nouveaux éclairciffemens.

XXXVI.

*Examen de ce que M. de H. a écrit fur
le pouls, avant fon dernier ouvrage
de 1768. Faveurs dont fes malades
l'ont honoré avant 1756. Sentence utile
de Salomon, citée par notre Hiftorien.*

TOUJOURS defireux d'apprendre
quelque chofe de vous, Monfieur &
très - honoré Archiâtre, & de vous
faciliter le moyen d'éclaircir la queftion du pouls, je vais prendre la liberté de vous en remettre fous les yeux
les principaux traits que vous avez
préfentés à vos difciples & au public,

dans vos précédens volumes. Chaque partie de vos ouvrages fera un petit article à part.

La première partie, dans laquelle vous parlez, avec tant de modeſtie, de votre célébrité à la Haye, & de l'amour des habitans de cette ville pour vous (*de ſumma exiſtimatione.....* *maximoque ergà me amore*), ne contient rien ſur le pouls; il n'y eſt pas même nommé, ſi je ne me trompe : j'en ſuis d'autant plus ſurpris, que vous y parlez de quelques maladies aiguës, des criſes, des urines, du ſang. J'obſerve auſſi que vous fîtes paroître cette partie, étant à Vienne, en 1756, la même année dans laquelle parurent les *Recherches ſur le Pouls*, & long-tems après la publication de l'ouvrage de Nihell.

Il eſt bien ſingulier que vous étant occupé pendant huit ans, en Hollande (*in aere Batavo*), de la doctrine du pouls, il ne vous ſoit pas venu en penſée de continuer vos travaux, à votre début en Autriche (*in aere Auſtriaco*).

Votre ſeconde partie, publiée en 1757, m'apprend que vous faites ſaigner, lorſque le pouls eſt grand & fiévreux (*ſi magnum pulſum valida febris concomitetur*) ; de forte que fi le pouls n'eft pas grand, il ne faut pas faigner, fuivant cette règle. Je trouvai auffi un exemple d'une intermittence, ou d'une ceffation entière du pouls, dans un malade qui avoit la diarrhée. Pourquoi, s'il vous plaît de me l'apprendre, n'avez-vous rien dit, à cette occafion, de vos idées fur l'af hyxie ? & pourquoi n'avez-vous pas faifi le moment de remarquer combien cette obfervation avoit de rapport avec les idées de Solano, que vous examinez depuis près de dix ans ?

Enfin vous regardez le pouls foible & inégal (*debilitas & inæqualitas pulfuum*) , comme un des fignes d'une efpèce de Polype.

C'eft à quoi peut fe réduire tout ce que vous dites du pouls dans cette deuxième partie. J'y joindrai , avec votre permiffion, la recommandation que vous faites à vos Lecteurs, de fuivre la fageffe fobre, ou la fobriété fage de Salomon (*fobriam Salomonis fapientiam*).

XXXVII.

*En 1758 (troisième partie du Rat. Méd.),
M. de H. ne penſoit ni à Solano, ni à
nos Auteurs François ; il ne connoiſſoit
pas alors leur doctrine.*

VOUS dites dans la troiſième partie
de vos ouvrages, imprimée en 1758,
que le pouls bruſque, vif & ſerré
(*celer admodùm contractuſque*), eſt un
ſigne de malignité. Vous y parlez d'un
pouls qui devient, dans le cours d'une
maladie aiguë, foible, intermittent,
inégal (*debilis, intermittens, inæqua-
lis*) : le malade guérit ; mais vous ne
dites pas comment ; & vous n'avez pas
penſé à Solano, ni à l'Auteur des *Recherches*, à propos d'un pouls ſi remarquable. Vous n'étiez guère occupé de
la doctrine du pouls en ce tems-là !

Vous parlez enſuite du pouls débile
& inégal, avec une eſpèce de diarrhée
ſpontanée : autre cas qui auroit dû vous
rappeller notre doctrine du pouls.

J'en dis autant de la maladie de
cette femme, qui avoit le pouls foible,
inégal, quant aux diſtances & aux pul-
ſations ; vous ajoutez que la diarrhée

parut enfin : mais vous ne vous souvenez point de nos Auteurs.

Je puis donc conclure, que le premier volume de vos Œuvres, qui en contient les trois premières parties, ne prouve point que vous étiez particuliérement occupé du pouls, pendant les années 1756-57-58.

XXXVIII.

Les dix premières années que M. de H. dit avoir employées à étudier le pouls, ne lui ont pas appris grand-chose. Morgagni n'avoit pas écrit en ce tems-là ; mais nos Auteurs avoient publié leurs opinions.

OUVRONS le second volume, dont la première partie regarde vos travaux de l'année 1759 ; (c'est-à-dire, votre *quarta pars Ration. Med.*). Vous y parlez d'un homme qui avoit des palpitations de cœur, avec le pouls petit & fort inégal ; un vomissement rendit le pouls égal, & dissipa les palpitations qui étoient jointes à une grande foiblesse ; le pouls petit, intermittent, tremblotant, vous faisoit craindre pour la vie du malade : il se décida une diarrhée abondante, & à votre grand étonnement, le malade guérit (*en alvus... libera... stupendos effectus*).

Et cette histoire ne vous ouvrit pas les yeux, sur les observations de Solano , & sur celles des *Recherches !* & vous connoissiez ces Auteurs en ce tems-là ! en ce tems-là vous vous occupiez du pouls, à la façon de nos Modernes ! Non, Monsieur, vous parliez comme Wiérus & les autres, qui faisoient de bonnes remarques sur le pouls, de bonnes peintures de ses caractères critiques, sans savoir la conséquence de ce qu'ils observoient.

Se trouve ensuite, dans cette quatrième partie, l'histoire d'un Hydropique dont le pouls étoit petit, brusque & inégal : il étoit petit aussi dans une femme qui avoit un cancer.

Voilà tout ce que contient sur le pouls, votre ouvrage de l'année 1759... Je m'arrêterai, s'il vous plaît, un moment à cette époque.

Cette année 1759 est, à peu de chose près, au milieu des vingt années que vous avez employées à étudier le pouls. Je m'explique.

Vous nous assurez, sur la foi du

ferment, en 1768, que vous vous occupez du pouls depuis vingt ans (*Deum teftor, me, eamdem quæftionem, toties à viginti retrò annis, ad incudem revocaffe ; ne qua negligentia me privaret à lumine veritatis*). Ce ferment fait en 1768, fuppofe néceffairement que l'année 1759 eft, à-peu-près, au milieu de la vingtième, dont vous parlez.

Or, je viens de vous prouver que depuis 1756, première époque de vos ouvrages à Vienne, vous aviez été peu occupé du pouls. J'ai eu l'honneur de vous obferver ailleurs (33), que vous n'aviez rien trouvé fur cette matière, pendant les huit dernières années que vous aviez paffées à la Haye.

Je puis donc conclure que des vingt années que vous dites avoir employées à la queftion du pouls, les dix premières ne vous ont pas fervi à grand-chofe.

Je vais voir ce que les dix dernières de cette vingtaine vous ont fourni, & je commencerai cette dixaine, par celui de vos ouvrages qui a paru dans le tems le moins éloigné de 1768, pour aller enfuite, en defcendant, rejoindre celui de 1759 & 1760.

XXXIX.

*M. de H. connoît Solano en 1766,
ou 67 : il en étoit tems. Le pouls fort
vibrant, & admirablement vibrant (admodùm vibrans, mirè vibrans),
seroit-il une découverte de notre illustre
Professeur ?*

VOYONS donc la onzième partie de
votre *Ratio. Medendi.*

Le pouls brusque & petit (*cum cele-
ritate parvitas*) y est regardé comme
un signe de la gangrène : on y conseille une saignée ; parce que le pouls
est dur & plein (*cum pulsu duro, eoque
pleno*) : il est question d'une observation
de Septal, au sujet d'un malade qui
étoit sans pouls, & qui guérit par l'u-
sage de l'eau froide, & par une ample
évacuation du ventre. On oublie ici,
comme ailleurs, nos Auteurs modernes, dont l'observation de Septal
confirme si parfaitement l'opinion.

Enfin voici une hémorragie : mais
elle n'est point accompagnée du pouls
dicrote de Solano ; elle est cependant
remarquable par le pouls qui est fort
vibrant, & admirablement vibrant,
tantôt dans les deux côtés, tantôt dans

un feul (*pulfus admodùm vibrans....
cum hæmorragia unciarum duarum , naris quidem utriufque , fed finiftræ po-
tiffimum manè ; vefperè denuò naris
finiftræ , fefqui uncia. Pulfus dicròtus
Solano obfervabatur numquam ; fed pulfus mirè vibrans , nunc utroque carpo ,
nunc alterutro magis*).

Voilà Solano cité feul ; vous ne parlez nullement des autres Auteurs du
pouls.

Le pouls du faignement de nez ,
n'étoit pas, dites-vous, dicrote ; il étoit
fort vibrant, admirablement, vibrant.
Ce pouls vibrant feroit-il, Monfieur ,
une de vos découvertes ? Je vous en
demande pardon ; il fe trouve dans
Galien, qui en fait une efpèce de dicrote , & que, pour cette fois, vous
avez copié, fans le citer.

Qu'eft-ce, s'il vous plaît, qu'un pouls
vibrant ? en quoi diffère-t-il du rebon-
diffant, & de notre nazal du pouls
des règles, & de celui des hémorroïdes, du dicrote ? pourquoi employer
une autre dénomination que celle dont
fe fervent nos Auteurs, pour dire ce
qu'ils difent au fonds ? Ici finit votre
onzième partie.

X L.

Nouvelle obligation contractée par M. de H., vis-à-vis de Morgagni. Nouveau reproche fait au Poliâtre de Pergame (Galien), par le Poliâtre de Vienne (M. de H.).

JE ne vois dans la dixième partie, rien qui regarde le pouls, si ce n'est que vous l'avez trouvé fort vibrant dans un tétanos, & très-débile dans une autre maladie de cette espèce.

Vous y parlez, il est vrai, des hémorragies & sur-tout des crachemens de sang, sans rien dire du pouls qui accompagne ces évacuations.

Je suis fâché que vous ayez perdu ces occasions, de confirmer les observations faites par nos Auteurs sur cette matière.

Vous parlez dans votre neuvième partie, d'un malade qui avoit la diarrhée, & le pouls très-intermittent. Et la doctrine du pouls ne vous revient pas dans cet endroit ? Vous vous en occupez cependant dans ce volume : vous allez, suivant le sommaire du chapitre, dire bien des choses sur cette matière (*de pulsu varia*). Ce que vous en rapportez, se réduit à des reproches faits à Galien, sur ce qu'il a dit que le pouls est mol dans la pér pneumonie : vous pretendez, d'après Morgagni (qui est devenu votre Guide, depuis qu'il a paru, & que vous copiez sans cesse), que ce pouls de la péripneumonie est dur.

Me permettrez-vous de vous faire observer, que, si vous aviez consulté les *Recherches sur le Pouls*, vous auriez trouvé les raisons pour lesquelles le pouls de la poitrine, ou pectoral, est tantôt dur, tantôt mol, tantôt simple & tantôt composé, ou compliqué avec le pouls de l'hémorragie, ou avec celui de l'estomac, celui de la sueur, ou celui de la tête ? La décision de tous ces problêmes auroit pu vous empêcher de déclarer la guerre à Galien, & vous mettre dans le cas de mieux entendre tout ce qu'il dit du pouls de la péripneumonie.

Quoi qu'il en soit, je ne crois rien oublier de ce qui regarde le pouls, dans votre neuvième partie.

XLI.

En 1762, M. de H. étoit plus occupé de l'hérésie des hémorroïdes, que de celle du pouls : on ne peut pas tout faire à la fois.

JE viens à la huitième partie. Elle est accompagnée de votre petite homélie sur la grande hérésie des hémorroïdes, dans laquelle je ne vois rien sur le pouls, non plus que dans ce qui compose, à proprement parler, cette huitième partie : je doute que le pouls y soit même nommé, quoiqu'il y soit fait mention de quelques maladies aiguës, & sur-tout des sueurs.

N'auriez-vous pas pu, à propos des sueurs, rappeller le pouls de la sueur indiqué par tous les Médecins depuis Galien ?

Votre septième partie, imprimée en 1761, contient très-peu de chose sur le pouls ; j'y trouve un problême qui peut être intéressant. Vous demandez ce que c'est que la fièvre hémorroïdale ? Vous faites cette question, à l'occasion de l'histoire de cette fièvre, qui avoit été publiée par que'qu'un qui avoit pris la liberté de s'écarter de vos opinions, & qui avoit secoué les entraves, que vos décisions mettoient à son génie.

J'ai oui dire à des Médecins fort instruits, que cette dénomination de fièvre hémorroïdale, étoit très-bien vue ; que cette fièvre étoit dans la nature, autant & plus que bien d'autres dont vous parlez vous-même. Ces Médecins, pour vous le dire en passant, répondroient à votre question, que la fièvre hémorroïdale est celle dont le sujet est hémorroïdaire, le pouls hémorroïdal, & la crise, l'apparition des hémorroïdes. Vous verrez, Monsieur, si cette définition vous plaît ou non.

X L I I.

Pouls phlogistique. Cylindre polypeux.

Je passe à votre sixième partie, qui a vu le jour en 1761 : l'on y parle d'un pouls brusque, dur, fort & phlogistique (*celer, fortis, durus, proindèque phlogisticus*), qui devint plus fort (*fortis*), après une petite hémorragie d'un vaisseau du bras, à la suite de l'opération d'un anévrisme. Le malade mourut : on trouva un épanchement de sang à la base du crâne.

Je m'étonne que ce pouls, qui avoit quelques rapports avec celui des hémorragies, ne vous ait point rappellé ce que nos Auteurs en disent.

On parle aussi d'un homme qui avoit le pouls dur, fort, & dont les vaisseaux examinés après la mort, ne contenoient qu'un petit cylindre polypeux (*).

Enfin il est question d'une femme, qui eut, sur la fin de ses jours, le pouls inégal, intermittent, rémittent; mais les évacuations qu'elle éprouva sont absolument passées sous silence.

C'est à-peu-près ce que contient cette sixième partie.

N'y confondez-vous pas, comme par-tout ailleurs, la célérité du pouls avec la fréquence; au lieu que dans

----

(*) NOTE DE L'EDITEUR. *D. Puylon vidit in juvencula mortua febre ardente, sanguinem concretum intrà venas, à claviculis usquè ad inguina, & intrà arterias sanguis concretus erat, similis sebaceæ substantiæ, sive medullæ sambucinæ porosæ simillimus. Joann. Riolan. oper. anat.* Ainsi la remarque de M. de Haen n'est pas nouvelle. Voyez aussi Morgagni, *Epist. anat.* 24, où il parle, d'après Coïter, de ces concrétions (*carniformis materiæ.... lumbricis non dissimiles.... concretiones eas videri impossuisse, &c.*).

votre ouvrage de 1768, vous diſtinguez ces deux rithmes, d'après Morgagni & Stahl ?

XLIII.

Ouvrage ſur le pouls de 1768 : c'eſt le chef-d'œuvre de ſon Auteur ſur cette matière.

VOUS me permettrez enfin de conclure, Monſieur, que vos ouvrages antérieurs à celui de 1768, ne contiennent ſur le pouls, que quelques faits iſolés, qui ne paroiſſent point liés à un ſyſtême général ; que vous n'y avez point examiné expreſſément la doctrine de nos Modernes dans toute ſon étendue ; qu'il s'y trouve quelques obſervations, qui leur ſont d'autant plus favorables, que vous les avez faites en paſſant, & ſans en prévoir toutes les conſéquences ; qu'on ne peut pas dire qu'avant 1768, vous ayez penſé à l'hiſtoire du pouls (*pulsûs hiſtoriam conſcripſi*) ; que juſqu'à l'époque de 1768, vous n'avez connu d'autre ouvrage des Modernes ſur le pouls, que celui de Nihell ; que vos obſervations antérieures à cette époque, ne peuvent pas être oppoſées aux nôtres ; puiſque vous ne

connoiſſiez

connoiſſiez pas notre nomenclature &
nos caractères du pouls ; que votre ouvrage de 1768 , doit ſans doute paſſer
pour ce que vous avez fait de plus
étendu ſur le pouls, mais qu'il ne peut
pas être regardé comme une hiſtoire
complette du pouls ; puiſqu'il y en a
pluſieurs eſpèces dont vous n'avez pas
parlé ; enfin que M. le Baron Van-
Swieten a mieux parlé du pouls que
vous, ſuivant l'eſprit des Modernes,
dans le peu qu'il en dit , & que ſa
manière d'obſerver, & de rendre ſes
obſervations, a beaucoup d'avantage ſur
la vôtre.

X L I V.

*Plaintes reſpectueuſes adreſſées à la Fa-
culté de Vienne.*

AI-JE tout dit ſur ces ouvrages antérieurs à celui de 1768 ? Non ; & c'eſt
à vous que je prends la liberté de m'a-
dreſſer, illuſtres Membres de la Faculté
de Vienne. Permettez qu'un jeune Docteur de Montpellier, mette à vos pieds
ſes plaintes, & ſon vif, mais reſpec-
tueux reſſentiment , contre l'un des
Profeſſeurs de votre ville, M. de Haen :

Tome III. IIe Partie.   T

je ne manquerai point à ce que je dois à un de vos Confrères.

Mais souffrez, Messieurs & très-honorés Maîtres, que j'ouvre devant vous ses ouvrages, celui de 1768, celui de 1760, & autres.

Il dit, en propres termes, dans le premier de ces ouvrages, qu'Hippocrate a été savant & expert sur le pouls (*gnarum & expertem*) ; qu'il a consulté le pouls pour le diagnostic & le pronostic, quelquefois plus attentivement & plus exactement que nous (*ad diagnosim prognosimque formandam, aliquandò nobis attentiùs & accuratiùs.... descripsisse accuratè in acutioribus morbus pulsum arteriarum*) : M. de Haen avance cela en 1768 ; & voici ce qu'il publie quelques années auparavant (*pars 9, cap. 2.*).

Hippocrate ne dit pas grand chose sur le pouls ; c'est pour cela qu'il n'a pas parlé du pouls de la péripneumonie (*peripneumoniæ pulsum, Hippocrate, quia de pulsibus non adeò multa habet, non describente*).

Suivant M. de Haen, en 1768, il n'y a point d'Auteur plus diffus, plus arbitraire & plus inutile que Galien

(*in doctrina pulsuum , nemo Galeno diffusior , subtilior , plusque arbitrarius , eamdemque ob causam , posteritati inutilior*). Ailleurs , il est obligé de consulter Galien (*Galenum consulamus necesse est*). Je trouve , Messieurs , cela d'autant plus singulier , que votre illustre Président ne cesse de citer Galien , concernant le pouls.

Voilà donc un manque d'égards pour M. Van-Swieten ; voilà des jugemens & des contradictions que je soumets à vos lumières , autant qu'à votre équité.

X L V.

Suite de la même supplication. Contradiction capitale échappée à notre grand Professeur.

ECOUTEZ - MOI encore favorablement , j'ose vous en supplier.

En 1768, M. de Haen prononce en termes non équivoques , que les nouvelles observations du pouls n'ont point lieu en Hollande , ni en Autriche , & qu'il est impossible qu'on puisse faire ces observations dans aucun endroit de la terre (*observationes de pulsu novas , in Belgio Austriaque , haud observari*

dicam ; verùm etiam nullibi terrarum veras,
aut obſervari poſſe, enuntiabo).

Il n'eſt rien de plus clair que cette
aſſertion, rien de plus tranchant ni de
plus abſolu.

M. de Haen a ſans doute oublié
l'obſervation de M. le Baron Van-
Swieten, ſur le pouls des règles, qui
démontre elle ſeule la poſſibilité qu'il
y a d'en faire de pareilles. Mais voici
la plus inouie contradiction.

M. de Haen s'eſt oublié lui-même ;
il ne s'eſt pas rappellé en 1768, qu'il
s'étoit exprimé ainſi, il y avoit quelques années (*pars quinta, cap. 1.*) : le
pouls obſervé & comparé avec d'autres
ſignes de coction, vers le tems de la
criſe, m'a vraiment fourni l'occaſion
de prédire fort ſouvent la diarrhée ou
le vomiſſement, d'après Solano, aux
lits des malades de mon Hôpital (*ſanè*
ex eo pulſu, & circà criticum tempus,
& cum prægreſſis quibuſdam coctionis
ſignis, obſervato ſæpiùs, Autore Solano,
evacuationem criticam, vomitu aut alvo
futuram, prædixi ad ægrorum lectos in
noſocomio).

Quel nom donner à cette étrange
conduite de M. de Haen, Meſſieurs
& très-illuſtres Maîtres de l'Art ! les

honnêtes gens, dit quelque part cet Auteur, doivent fe liguer pour dénoncer à l'Univers ces traits marqués au coin de la mauvaife foi (*cautos animabimus, ut malam noftram fidem orbi patefaciant. Pars 6, cap. 6*).

Voyez donc, Meffieurs, ce que vous avez à faire. Je vous dénonce, & à votre Préfident auffi, un homme qui lui a manqué, à lui perfonnellement, en feignant de ne pas connoître fes ouvrages, & en affectant de fe faire regarder, comme le premier qui a penfé au pouls parmi vous, fur-tout à celui des règles (26).

X L V I.

Contradictions, plagiats, accufations, calomnies, négligences, réticences, traits de jactance, épreuves tumultueufes, leçons frivoles, & le refte. Qui pourra le croire?

Je l'ai peint jufqu'ici, comme ayant voulu faire une hiftoire complette du pouls & des opinions des Modernes, fans connoître quelques-uns des principaux de leurs ouvrages (3-4-5-6-7) : comme ayant tronqué & copié d'une manière inouie l'Anatomiste Morgagni (8-9-10) : comme s'étant contredit lui-même au sujet de la sueur (16-17): comme ayant insulté à la mémoire de Galien (2) : comme ayant calomnieusement accusé un de nos Auteurs de mépriser Hippocrate (14).

Comme ayant négligé de parler de l'histoire des Chinois, dans un ouvrage qu'il appelle histoire complette du pouls (20) : comme ayant tronqué les affections de nos Auteurs (21) : comme s'étant contredit dans plusieurs de ses propositions (32): comme ayant essayé d'obscurcir les époques de ses remarques, sur le pouls, afin de se placer avant nos Modernes (34) : comme n'ayant écrit sur cette matière, que des généralités & des lieux communs, dans plusieurs volumes qu'il dit contenir l'histoire du pouls (33-42).

Comme ayant prétendu se laisser croire l'Inventeur de la méthode, où l'on décide du pouls, sur la lenteur & la fréquence (35) : comme ayant confondu dans ses différens ouvrages, la célérité du pouls avec la fréquence ; tandis qu'en 1768, il établit une différence essentielle entre ces deux modifications, d'après Morgagni (34).

Comme ayant voulu faire croire qu'il s'occupoit du pouls depuis vingt ans ; tandis qu'il n'a connu qu'en 1768, nos ouvrages faits en 1755 (14) : comme ayant enseigné à vos Etudians, une manière de faire des épreuves sur le pouls, tumultueuses, inutiles, pleines de jactance, au lieu de suivre la méthode, seule profitable, de Van-Swieten (27).

Comme ayant insinué qu'il a fait en deux ans (*perfeci*), cinq cens observations, qui contiennent tout ce qu'il y a à peindre dans une maladie (35) : comme ayant donné le nom de vibrant au pouls de l'hémorragie, pour écarter ce qu'en ont dit nos Auteurs, & avoir l'air de faire des découvertes particulières.

XLVII.

Comment s'accorder avec quelqu'un qui n'est pas d'accord avec lui-même ?

JE viens enfin, Messieurs, de mettre tout-à-l'heure sous vos yeux (45), avec quelle franchise ce Médecin dispose de votre air d'Autriche, après avoir disposé de l'air de la Hollande, & conçu le projet de dominer sur la terre entière.

Il a mis en avant qu'Hippocrate faisoit des prédictions, & qu'il connoif-
soit les maladies par le tact du pouls;
& il veut nous défendre d'acquérir de
pareilles connoiffances : il veut que ce
qu'Hippocrate a fait, felon lui, foit
impoffible à faire en Europe.

J'ai prouvé qu'il s'eft contredit d'une
manière évidente, au fujet d'Hippocrate : il le fait tantôt le Chef de tout
ce qui a été dit fur le pouls; & tantôt
il avoue qu'Hippocrate ne dit pas grand
chofe fur cette matière (*de pulfibus non
adeò multa habet*).

J'ai démontré, & quel que foit mon
étonnement, je ne puis m'empêcher de
démontrer encore, qu'après avoir calomnié, vilipendé, & déchiré autant
qu'il a pu, la nouvelle doctrine du
pouls, après l'avoir regardée comme
inutile, pernicieufe, impoffible, il affiche formellement qu'il a fort fouvent
prédit, d'après le pouls (*prædixi*), &
quoi? non point une crife feule, mais
celle du vomiffement, celle des évacuations du ventre (*evacuationem criticam, vomitu, aut alvo, futuram*); &
combien de fois? non point une, non
point quelques-unes, mais plufieurs,
mais plus fouvent qu'il ne peut fans

doute le dire (*sæpiùs*) ; & où ? non point seul & caché, mais en plein Hôpital (*in Nosocomio*), en Autriche même, où il veut en 1768, qu'il soit impossible de faire ces sortes de prédictions sur le pouls !

Est-ce par lui-même qu'il a fait ces prédictions ? non, c'est d'après Solano (*Autore Solano*) : est-ce par hasard & sans savoir ce qu'il faisoit ? non : c'est en comparant attentivement les tems & les signes des crises (*circà criticum tempus, & cum præmissis signis coctionis*).

Il joignoit alors la doctrine du pouls à celle des crises ; & en 1768, il dit que la doctrine du pouls est faite pour déranger celle des crises, & bouleverser la Médecine (*Medicinam subvertit*).

Les prédictions que M. de Haen a faites tant de fois (*sæpiùs*), pourquoi ne pourroit-on pas les faire chez vous, Messieurs, & par tout où il y aura des Médecins aussi savans que vous & nos Maîtres ? Si M. de Haen n'a pas fait ces observations, il en imposoit lorsqu'il les annonçoit : s'il les a faites, il en impose aujourd'hui.

En quel tems sera-t-il croyable, ou en 1768, ou quelques années auparavant ? quel fonds devons-nous faire sur un homme si peu d'accord avec lui-même ?

Vous en jugerez, Messieurs & très-illustres Maîtres de l'Art ; je m'en rapporte, comme je le dois, à vos lumières, & je me tais par respect, sur tout ce que j'aurois à dire, après ce que j'ai eu l'honneur de vous exposer. Je ne sais même si j'examinerai un jour ce que le même M. de Haen dit des crises, & de nos Auteurs, dans la suite de son ouvrage de 1768.

Réflexions de l'Editeur.

La lettre de M. Soleilhet, que nous venons de présenter, a été traduite en latin par M. Huttenbacher, Médecin de Vienne : cette traduction a vu le jour à Vienne même ; j'en donne le titre dans une note (*).

Je crois aussi devoir rapporter un passage de la préface ingénieuse que

---

(*) D. SOLEILHET , Doctoris Medicinæ Monspeliensis , epistola circà annotationes novæ puisuum doctrinæ utiles , quas nuper juris fecit Cl. de Haen , & ex Gallica in latinam linguam versa ; cum adjuncta præfatione Josephi HUTTENBACHER , Doctoris Medicinæ Viennensis. Vindobonæ , apud Rodolphum Græffer , 1770.

M. Huttenbacher a mife à la tête de fa traduction ; il inftruira ceux qui ne favent pas ce qui fe paffe à Vienne, ou qui n'en jugent que par ce que M. de Haen en publie dans fes ouvrages, qu'il fait répandre & réimprimer en France. Il eft jufte que nos Médecins François foient mis fur le courant de toutes ces queftions littéraires.

« Præftabit paucis recenfere (*dit M.* » *Huttenbacher*) artem fphygmicam à » Clar. Gallis traditam, etiam in Fa-» cultate Viennenfi, jam fuos inveniffe » fautores ac patronos.... hos inter pri-» mus locari meretur Henricus Jofe-» phus Collin, Nofocomii Pazmaniani » Medicus laboriofiffimus... qui ducem » mihi fe fe cum patienti ac benevolo » animo exhibuit ; pro quo publicas » ipfi nunc gratias ago... expertiffimus » deindè Collega, ac amicus meus D. » Wetfch.... Galliam petiit, & doctri-» nam pulsûs... ex fontibus haufit, in » patriamque rediit (vide ejus librum » *Medicina ex pulfu.* Viennæ anno » 1770)... Confirmabit Clariffimus Col-» lin ham doctrinam, obfervationibus » fuis numerofis... tam in chronicis » quàm in acutis morbis... habitis, &c... » Cæterùm annotationibus, partim fri-

» volis, feriis quibufdam, hanc fphyg-
» micam doctrinam labefactare fruftrà
» tentarunt... inter quos non infimum
» adverfarium Magnif. de Haen reperire
» eft... aft utinam Clar. de Haen fecutus
» fuiffet monitum Halleri... qui pru-
» denter ac honorificè afferit... experi-
» mentorum genus (circà doctrinam
» fphygmicam)... liberum imprimif-
» que à præjudicata opinione animum
» pofcere. Adhibuit - ne Magnif. de
» Haen hanc conditionem (& alias),
» in exploranda doctrina ?... Non vo-
» luit, non potuit ; nec mirandum,
» cum nec in aliis rebus eas adhibue-
» rit, proptereàque femper infelix ejus
» afferendæ vel reprobandæ fententiæ
» methodus fuerat : id probat ejus de
» miliari doctrina, quam quotidiè Col-
» linius nofter in Nofocomio fuo refu-
» tat, fcriptifque refutavit, ut & Mag-
» nif. Stoerck, & Pringle. Probat in-
» felix ejus exercitium, in electrici-
» tatis ictu adhibendo, juftè proptereà
» à Cl. Tyffcto admonitus ; probat ina-
» nis timor, & inermis oppofitio ergà
» emeticorum ufum, à Cl. Tyffcto &
» Balme egregiè defenfum.... probat
» fyftema irritabilitatis ac fenfibilitatis,
» contrà omnia Ill. Halleri & Cranzii

» demonſtrata, priùs negatum, nunc
» coactè admiſſum..... probat ejus in
» colicâ pictonum curativa methodus
» quam ut falſam & noxiam... quotidiè
» Gallici Medici... demonſtrant. Probat
» ejus præjudicium in cicuta & aliis,
» à perilluſtri, Clariſſimo ac Magnifico
» Stoerck, inventis remediis... probant
» fruſtranée inſtituta contrà alkalino-
» rum vim antiſepticam experimenta,
» quam Cl. Pringle & Gardane egregiè
» defenderant. Probat malus ipſius con-
» ceptus de camphora... probat opii in
» variolis, profusâ manu exhibendi,
» mala conſuetudo, à Cl. Viris Tralles,
» Tyſſoto, Joung, reſtricta... probat
» negata febris hæmorroïdalis; probat
» uvæ urſinæ & liſymachiæ, negata in-
» juſtè ultrà modum, in perſanando
» efficacia; probat pleuritidis falſa aſ-
» ſignata ſedes; probant Chirurgica
» quædam tenuiter defenſa, falſa nervi
» intercoſtalis originis aſſignatio, inuſ-
» tio cranii mortalis. Probant, inquam,
» hæc omnia ſatis ſuperque, Antonium
» de Haen nullibi conditiones (pru-
» denter ac honorificè ab Illuſtr. Hal-
» lero, de experiunda pulſuum doctri-
» na, aſſignatas) implendi animum ha-
» buiſſe ».

Il faut l'avouer, M. de Haen n'est pas sans affaires; je ne parle ici que de celle du pouls, qui est une des plus singulières qu'il se soit attirées.

M. Huttenbacher nous apprend que la nouvelle doctrine du pouls a des partisans dans l'Ecole de Vienne; il nomme ces partisans, dont la réputation & les ouvrages sont connus; il fait l'éloge de l'ouvrage de M. Soleilhet : que répond M. de Haen ?

Voici la réplique de ce Médecin, telle qu'elle se trouve dans la treizième partie de ses ouvrages (*). *Relatum mihi fuit extitisse iniquos diffamantiam libellorum fabros , qui sub larvato Medici Monspeliensis nomine, libellum infamem periodico cuidam scripto inseruerint. Ast verò similes non moror ; quia respondendi animus nunquam est, nullum quoque est legendi desiderium : multis enim retrò annis , non legi lividorum pullitiem.*

Le nom de M. Soleilhet est donc un nom supposé, suivant M. de H.; &

(*) Cette treizième partie vient de paroitre à Paris, chez DIDOT le jeune, sous le nom de *Rationis Medendi Tomus septimus*. La douzième partie est dans le même volume.

ſuivant lui auſſi, l'ouvrage de M. Soleilhet eſt une infamie, un libelle
odieux, qu'il n'a pas lu, & qu'il ne
veut point lire. Mais s'il ne l'a pas lu,
comment peut-il décider que c'eſt un
libelle ? quel eſt l'homme ſi mal infor-
mé qui lui a fourni des Mémoires ?
qu'il décele ce Menteur inſigne, on
oſe l'un défier. J'oſe ſupplier auſſi quelque ami de M. de H., s'il lui en reſte
encore, de l'interroger ſur ce point.

Que M. le Profeſſeur de Vienne
ne liſe pas des choſes qui pourroient
le chagriner, je le veux bien : mais
qu'il nous apprenne pourquoi il prétend que le nom de M. Soleilhet eſt
un nom ſuppoſé, & que ſon ouvrage
eſt le produit de l'envie au teint blême,
un libelle infame.

Mettons le Lecteur à portée de juger ſi ces accuſations de M. de H. ſont
bien fondées : je veux démontrer qu'il
n'eſt rien de mieux mérité, rien de
mieux appliqué, rien cependant de
plus honnête & de plus ménagé, que
la lettre de M. Soleilhet. Voici mes
preuves.

Les *Recherches ſur le Pouls* virent
le jour en 1756. M. de H. publia la
même année ſon premier volume du

Ratio Medendi : il n'eſt pas ſeulement nommé dans les *Recherches* ; eh ! comment auroit-on pu le nommer, puiſqu'il n'étoit pas connu ? Depuis 1756, M. de H. a continué de fournir chaque année un volume au public ; il a quelquefois parlé du pouls, ſans parler des *Recherches*, qui ſans doute n'étoient pas parvenues juſqu'à lui. En 1767, M. Fouquet publia ſon Eſſai ſur le pouls ; il cita honorablement M. de H. ; il le mit au nombre des Auteurs qui cultivent le pouls (*a*).

Juſques-là M. de H. n'avoit aſſurément pas ſujet de ſe plaindre.

La ſeconde édition des *Recherches* parut en 1768 ; on n'y ajouta que les divers jugemens qu'en avoient rendu pluſieurs Médecins : M. de H. n'y eſt pas plus nommé que dans la première édition (*).

(*a*) Eſſai ſur le Pouls, page 64.

(*) On joignit à la ſeconde édition des *Recherches*, une Diſſertation hiſtorique ſur les criſes, qui avoit paru dès l'année 1753, dans un volume de l'Encyclopédie. M. de H. attaque auſſi cette Diſſertation, & pourquoi ? parce qu'il a écrit lui-même ſur les criſes en 1756, & qu'à ſon ordinaire, il a paſſé ſous ſilence les réflexions qu'il a puiſées dans nos Auteurs,

Les choses étoient à ce point, lorsqu'en 1768, M. de H. publia un ouvrage violent, dans lequel il se déchaîna contre nos Auteurs. M. de Haen se déclare donc l'Aggresseur dans cette querelle : mais de quel ton entre-t-il en lice ? On ne m'en croiroit pas, si je ne rapportois les propres expressions ; elles sont au-dessus de tout ce que je pourrois dire.

« Viri Clarissimi ab inclyta Facultate » medica Parisina, ad examinandum » librum (*Recherches sur le Pouls*) de- » lecti, eumdem tanquam praxi detri- » mentosum Facultati denunciaverunt. » Verè utique & præclarè (*a*)... noxia » nova doctrina est, quòd veram Me- » dicinam subvertat (*b*)... neque præ-

---

M. Quesnay, M. Aymen, M. de Bordeu, qui en disent plus que lui sur les crises : c'en étoit assez pour que M. de H. se mît en colère. M. Soleilhet fait espérer (N°. 47) qu'il éclaircira cette question sur les crises.

(*a*) *Antonii de Haen*..... *pars duodecima Cap. IV. pag.* 163 (N°. 63) : je me sers de l'édition de Vienne qui a paru en 1768 ; & j'ai comparé tous les passages avec l'édition de Paris qui vient de paroître en 1771. Ces deux éditions sont entiérement conformes.

(*b*) *Ibid.* pag. 161.

» terire oportet... à viris præclariſſimis,
» non minùs ut detrimentoſam , quàm
» paradoxam; publicè notari doctrinam
» novam (*a*)... in libro de pulſibus , haud
» negligere modò Hippocratem, verùm
» etiam flocci facere, irredereque co-
» nati ſunt (*b*)... Hippocratem aiunt....
» vanum inutilemque practicum eſſe,
» ſic ut opera ejus... titulo *meditationis*
» *de morte* , inſignienda forent (*c*)... de
» titulo *meditationis mortuis*, quem im-
» mortalibus Coi codicibus... geſtiunt
» præfigere; quid... dicam ? (*d*)... pro-
» fectò ſi Eques *Mortagne* (*) ; ſi *Pe-*
» *trarcha* coronatus Poëta, ſi comicus
» *Moliere* , & id genus alii , ejuſ-
» modi (**) protuliſſent, affatim riſiſ-
» ſemus. Quod verò ii, qui magnorum
» medicorum autoritatem ac famam
» ambiunt, ejuſmodi calumniarum ſe

(*a*) *Ibid.* pag. 169. 161.
(*b*) *Ibid.* pag. 158.
(*c*) *Ibid.*
(*d*) *Ibid.* pag. 170.
(*) Mon exemplaire de Vienne, dit *Mor-*
tagne; l'édition de Paris dit, comme il faut dire,
Montagne.
(**) *Ejuſmodi.....* quoi ? de quoi s'agit-il ?
l'édition de Paris s'accorde avec celle de Vienne
ſur cette lacune.

» preſtent fabros, eſt profeĉtò quòd
» haud minù miremur quàm dolea-
» mus (*a*)... quid iniquius unquam
» proferri poteſt (*b*)...? propriæ eorum
» praxeos tutamen, & novæ ſententiæ
» confirmatio, hoc popoſcerunt (*c*)...
» tantummodò ejuſmodi cerebelli de-
» liramenta gentis humanæ nos docent,
» & deplorandam in amore veri ſim-
» pliciſque inconſtantiam, & eam con-
» natam ipſis arrogantiam, quâ Ma-
» jorum inventis minimè contenti,
» proprii ingenii partu, innoteſcere
» celebrarique geſtiunt (*d*) ».

C'eſt ainſi que M. de H. parle d'un ouvrage dans lequel il n'eſt pas queſtion de lui : c'eſt ainſi qu'il traite les travaux de nos Auteurs, dont un l'avoit cité avec honneur. Si toutes ſes imputations étoient vraies, ſi elles pouvoient avoir quelque fondement, n'aurions-nous pas au moins raiſon de nous plaindre du ton, je puis le dire, groſſier & bas, dont on nous apoſtrophe ?

Quoi, nous mépriſons Hippocrate,

(*a*) *Ibid.* pag. 171.
(*b*) *Ibid.* pag. 204.
(*c*) *Ibid.* pag. 164.
(*d*) *Ibid.* pag. 177.

nous nous moquons de ce saint Pa-
triarche, nous le regardons comme un
mauvais Praticien (*Hippocratem negligere , flocci facere , irridere..... Vanum
inutilemque practicum*) ! Nous regardons ses ouvrages immortels, comme
une méditation sur la mort (*titulo meditationis de morte insignienda*) ! Quoi,
notre doctrine a été publiquement no-
tée , comme un tissu de paradoxes
(*paradoxam*) ; & cette dénonciation
publique, ou cette tâche du livre sur
le pouls, est l'ouvrage des Commissaires choisis par la Faculté de Paris
(*viri à Facultate Parisina delecti, ad
examinandum librum , eumdem denunciaverunt*) ! Ces Commissaires, en fai-
sant leur rapport sur ce livre, l'ont
déclaré contraire à la saine pratique
(*tanquam praxi detrimentosum*) ! Et M.
de H. s'écrie que ce jugement est bien
rendu ; il applaudit, il bat des mains
(*verè utique & præclarè*) ! Sa raison
péremptoire est que la doctrine du
pouls bouleverse la Médecine (*Medicinam subvertat*). Quoi, nous sommes
pétris d'arrogance (*iis connatam arrogantiam*) ! Nous sommes des Histo-
riens iniques (*quid iniquius*), des Ca-
lomniateurs apprêtés (*calumniarum fa-*

bros), des fols, des extravagans (*ce-rebelli deliramenta*) !

Je le répète ; quand même tout ce qu'on nous impute auroit quelque fondement, feroit-il honnête, feroit-il décent à un vieux Médecin, tel que M. de Haen, de faire une fatyre auffi amère de fes Confrères encore vivans ?

Mais avec qui donc, M. le Profeffeur de Vienne, avez-vous paffé votre vie ? Vous avez plus de foixante ans ; vous êtes le plus déterminé faifeur de livres qui foit au monde, & votre ftyle eft fi peu poli ! *Où prend donc votre efprit toutes ces gentilleffes* , vous dirois-je volontiers avec Moliere, qui vous a fait rire, fi on vous en croit, mais qui n'a pu vous corriger de la démangeaifon d'en impofer par de gros mots, par des proverbes des halles ? Si vous nous aviez reconnu fautifs, il falloit vous contenter de nous plaindre ; il falloit nous inftruire, fans affeᴄter de nous déshonorer.

Le rôle de dénonciateur eft un très-vilain rôle, Monfieur le Profeffeur , permettez-moi de vous le repréfenter : & qu'aurez-vous à repliquer fi je vous prouve que votre dénonciation, vos accufations ne font qu'un tiffu de calomnies ? Quel autre rôle allez-vous jouer, quel poste vous êtes-vous ménagé pour votre retraite ?

Démasquons l'imposture. J'en appelle à nos Juges-naturels ; c'est devant eux que je cite M. de H. C'est une horrible calomnie de publier que nous nous moquons d'Hippocrate, & que nous avons imaginé d'appeller ses ouvrages, *méditation sur la mort.*

Qu'on consulte la dissertation sur les crises : on verra que M. de H. n'entend pas le françois : on y verra que l'Auteur de cette dissertation historique, rappelle seulement, comme cela étoit nécessaire, les opinions d'Asclépiade (*),

---

(*) Asclépiade fut un homme rare, duquel des sectes entières de Médecine n'ont pas le droit de dire du mal. Il a été mis en parallèle avec Boerhaave, & ce parallèle se trouve dans les Journaux de Médecine. On peut même assurer que M. de H. est, autant que tout autre, dans le cas de ménager la mémoire d'Asclépiade, qui étoit un Maître consommé dans beaucoup de matières dont M. de H. s'occupe. Le changement de vêtemens, de chemises, de draps & de couvertures pour les malades ; l'espèce de lits dont ils ont besoin, pour être bien couchés ; la vraie façon de faire ces lits, de balayer & de bien aérer leurs chambres (*a*) :

(*a*) Pag. 13. *Rat. Med. Cap. I.*

qui attaquoit Hippocrate, & qui appelloit la Médecine, *méditation sur la mort.*

M. de H. eft donc doublement coupable, de nous faire une fauffe impu-

---

tous ces objets importans groffiffent un
des derniers ouvrages de M. de H. Je dis
qu'Afclépiade auroit aimé ces minutieux détails à la folie : on fait qu'il enchanta les
Dames Romaines, par ces petites loix de toi-
lette qu'il mit en vigueur parmi elles. M. de
H. vife fans doute à l'approbation des Dames
de Vienne. Rien n'approche plus du *citò, tutò
& jucundè* d'Afclépiade, que les promeffes
que M. de H. fait dans le même volume, au
fujet des médicamens. *Simplicitas varietas,
ordo* (a) : tout cela, dis-je, rappelle l'Ecole
d'Afclépiade, dont M. de H. fera peut-être furpris de fe trouver.... Puifque nous en fommes
à cette treizième partie, je ne puis m'empêcher d'exhorter le Lecteur à la comparer avec
la première, au fujet de la boiffon & de la
nourriture des malades. « On leur prépare,
dit M. de H., de l'eau dans laquelle on fait
bouillir de l'avoine (*ex avena cum aqua coeta*),
avec une once de miel, s'il n'y a pas du nitre,
& deux onces de miel, s'il y a du nitre (b) »
cela s'appelle en France la tifanne de M. Sainte-
Catherine, efpèce de Charlatan du dernier
fiècle ; c'eft une boiffon de nos bonnes femmes.

Au refte, voici l'avis d'un grand Médecin

(a) *Ibid.*
(b) *Ibid.*

ration, & d'ignorer ce qu'Asclépiade a dit, & qui se trouve dans tous les livres.

Falloit-il s'attendre à une pareille bévue, à un tel trait de malignité, de la part d'un homme gagé à gros frais, pour instruire la jeunesse, à laquelle il ne faut pas apprendre à mentir ? c'est le premier devoir d'un bon Régent.

. M. de H. en impose encore, lors-

----

sur ces détails de boisson & de régime, dans les maladies. « Nos loco mellis, Saccharo uti-
» mur, & ex eo varias potiones paramus... Sed
» hæc ipsis Mulierculis nota sunt... ideò manus
» à tabula... de victûs ratione, Galenus multa
» dicit : sed cum nostra ætate nullibi hæc vic-
» tûs ratio servetur, de ea frustrà disseri exis-
» timo... refrigerant & humectant infinita ple-
» raque, quæ enumeranda non censeo, ma-
» ximè cum inania & prorsùs inutilia, longo
» usu & experientia semper compererim....
» Mulieres in jusculis solvunt vitella ovorum,
» cum succo limonum, arantiorum... aquam
» in qua incoctum hordeum... tandem quot
» capita, tot sententiæ (*P. Poterii* (Medici
» ævi sui Principis) *de febrib. libr. 2.*) ». Ce
Médecin n'auroit pas mieux parlé, s'il eût été obligé de lire un chapitre de la treizième partie du R. M. de M. de H. *hæc ipsis Mulierculis nota... frustrà de iis differere existimo... hæc inania & inutilia...* &c.

qu'il

qu'il avance que la Faculté de Paris a
nommé des Commissaires pour examiner le livre des *Recherches sur le Pouls* ;
cette allégation est fausse, dis-je, &
tout-à-fait controuvée. Il paroît que M.
de H. voudroit se procurer des protecteurs, par une frauduleuse flatterie ;
mais la Faculté est trop sage, pour
tomber dans de pareils pièges ; elle
trouvera toujours mauvais que quelqu'un l'invoque dans des affaires que
dicta la passion, & sur-tout une passion
effrénée au point de suggérer une dénonciation capitale, faite en termes
grossiers : la Faculté livrera ce délateur
à l'indignation & à la risée publiques,
comme elle y livre tous les brouillons
intrigans.

M. de H. n'a pas su lire ce qui est
expliqué dans l'ouvrage de Cox, traduit & commenté par d'Abbadie, au
sujet d'un ouvrage de M. le Camus :
il n'a pas compris le sens de ce qu'il
a lu ; ou bien il l'a interprété, suivant
que son dessein de nuire le lui a inspiré.
Il doit des excuses à la Faculté de Paris,
pour s'être conduit avec trop de légéreté vis-à-vis d'elle, pour ne rien dire
de plus. Et quelles réparations ne doit-
il pas à ceux qu'il prétend dénigrer

ſans les entendre, ſans les connoître ?
Examinons ſon plan, voyons les prétentions qu'il affiche; recueillons ſes
propres expreſſions : il va déceler lui-
même les motifs de ſa pétulance & de
ſon indiſcrette ſortie.

« Duodecimam partem à pulſu exor-
» diar, cujus in prioribus frequenter
» quidem memini, ac hiſtoriam conſ-
» cripſi; at verò recentiores Hiſpani
» Gallique obſervatores, eamdem à me
» extenſiorem longè, explanatioremque
» popoſcerunt (a)... pulſûs hiſtoria ab
» ipſis Medicinæ incunabulis ordienda
» fuit (b)... proſequar ad ſæculum noſ-
» trum, additurus modificationes quas
» partim Obſervatores attentiſſimi, par-
» tim mei mihi ægri ſuppeditarunt (c)...
» reſtitui magno viro (Hippocrati) ho-
» norem (d).... Hippocrates conſuluit
» pulſum... ad diagnoſim prognoſimque
» formandam, idque aliquandò nobis
» attentiùs & accuratiùs (e)... convicti
» ſimus non modò pulſuum doctrinæ,

(a) XII. pars præfat.
(b) Ibid.
(c) Ibid.
(d) Cap. 1. pag. 14.
(e) Ibid. pag. 1.

» non ignarum fuisse Hippocratem,
» verùm potiùs & gnarum & exper-
» tem (a)... Aræteus cappadox pulsum
» examinavit descripsitque, ità ut nemo
» nostrùm accuratiùs (b)... Aræteus, ùt
» Hippocrates, & nos, pulsus cogno-
» verit distinxeritque (c).... quod mi-
» rum ipse observaverim, non reti-
» cebo (d)... Si opus esset, quingento-
» rum & ultrà ægrorum diariis exactè
» omnia quæ ad pulsum cæteraque
» pertinent, notantibus, quæ mox re-
» tuli confirmare possum (e)... Deum
» testor me, ùt in cæteris, ità & in
» hac quæstione (pulsûs) egisse, eam-
» demque toties à viginti retrò annis
» ad incudem revocasse ; ne qua aut ne-
» gligentia, aut mentis præoccupatio,
» me à lumine privaret veritatis (f).

J'apperçois dans ces passages, qui
dévoilent les vues de M. de H., deux
vérités plus claires que le jour. La première est qu'il s'établit & veut se faire

---

(a) *Ibid. pag.* 14.
(b) *Ibid. Cap.* II. *pag.* 15.
(c) *Ibid. pag.* 20.
(d) *Ibid. Cap.* II.
(e) *Ibid. Cap.* III. *pag.* 146.
(f) *Ibid. pag.* 115.

reconnoître pour l'Auteur de l'hiſtoire du pouls : car il annonce qu'il a fait dans ſes précédens ouvrages cette hiſtoire, qu'il va l'étendre dans celui qu'il publie en 1768, & qu'enfin il s'en occupe depuis plus de vingt ans (*à viginti retrò annis*) ; il en fait ſerment (*Deum teſtor*). Il faut l'en croire : il a ramaſſé pendant cet eſpace de tems, plus de cinq cens obſervations, qui contiennent exactement ce qui concerne le pouls & tout le reſte (*quingentorum & ultrà ægrorum... exactè omnia*) : il ſe croit obligé de revoir & de rappeller ſon hiſtoire ; il en donne, pour ainſi parler, une deuxième édition, à l'occaſion de quelques Médecins Eſpagnols & François, qui l'y ont engagé (*popoſcerunt*).

Cela veut dire que M. de H., qui avoit déjà fait une hiſtoire complette du pouls, & qu'il regardoit comme ſuffiſante, s'eſt cru obligé de reprendre ſon travail, à l'occaſion de ce qui s'eſt paſſé depuis l'édition de ſes premiers ouvrages : il ſe place ſans façon avant tous nos Auteurs François qui ont parlé du pouls, & dont le premier ouvrage ne remonte qu'à l'année 1756 ; tandis que M. de H. veut eſſayer de faire remonter les siens jusqu'en 1748 (*à viginti retrò annis*) (*) : il y a, en 1768, vingt ans que M. de H. travaille fur le pouls ; il n'y en a pas autant (en 1768) que les *Recherches fur le Pouls* ont paru.

M. de Haen eft donc antérieur aux *Recherches*, fuivant fon calcul ; il prend de plein faut la première place, il fe l'adjuge : chacun a fa petite manie, fa paffion favorite ; celle de M. le Profeffeur de Vienne, eft de fe croire & de vouloir qu'on le croie Hiftorien du pouls (*hiftoriam confcripfi... à viginti retrò annis*) : c'eft-là fon premier objet, c'eft la principale prétention que je

---

(*) Dans ce tems-là, les obfervations de Solano venoient de fe répandre en Angleterre & en France. M. de H. auroit bonne envie de placer fes propres travaux avant cette époque, puifqu'il annonce que des Obfervateurs Efpagnols & François l'ont engagé à revoir fon hiftoire du pouls (*Hifpani Gallique popofcerunt*). Il n'ofe pourtant pas dire qu'il a penfé au pouls avant Solano ; mais il fe plaît à le laiffer croire : il ne parle du Médecin Efpagnol, qu'après avoir étalé fes propres découvertes, & celles de quelques Auteurs antérieurs à Solano : il fe gliffe adroitement parmi eux ; c'eft une petite fineffe d'école, qui tient fort de l'enfantillage.

démêle dans ses phrases entortillées,
qu'on vient de lire.

Son deuxième objet a quelque chose
d'aussi bizarre : il veut qu'Hippocrate
ait tout dit & tout su sur le pouls ;
c'est une des découvertes (*) de notre
Professeur ; il se l'attribue au moins.
Il fait de grands éloges d'Hippocrate ;
mais il n'a garde de s'oublier lui-même :
il se rapproche le plus qu'il peut de ce
divin Grec, après avoir établi son
honneur (*Hippocrati... restitui honorem*).
Arétée a aussi sa part aux suffrages

(*) Une découverte moderne & des plus
récentes ; c'est ainsi qu'il faut l'entendre : elle
n'est que de 1768 ; car quelques années auparavant (*a*), M. le Professeur Historien pré-
tendoit, en termes formels, qu'Hippocrate ne
disoit pas grand chose du pouls (*Hippocrates
de pulsibus non adeo multa habet*). Où étoient
ensevelies alors toutes les merveilles sur le
pouls, que M. de H. a trouvées depuis dans
Hippocrate ? pourquoi dit-il sans cesse blanc
& noir ? pourquoi souffle-t-il le froid & le
chaud ? Il faut pardonner quelque chose à
l'enthousiasme Professoral : mais un homme
oublieux de son naturel, doit être modeste &
circonspect ; il ne doit point trancher ; au
moins doit-il être poli & honnête envers tout
le monde, afin qu'on ne relève point ses bévues.

(*a*) *Pars 9. R. M. Cap. 11.*

de M. de H. ; il le met à côté d'Hippocrate, fur la queftion du pouls : autre
découverte, en vertu de laquelle M. le
Profeffeur fait un fort joli trio, compofé d'Hippocrate, d'Arétée, & de lui-
même, fur la matière du pouls (*Arœ-
teus, ùt Hippocrates, & nos, pulfus
cognoverit*).

De cette manière, les éloges que M.
de H. donne à Arétée & à Hippocrate,
fe réfléchiffent fur lui-même ; c'eft ainfi
qu'il fe flatte : j'ai, dit-il, établi dans
mon hiftoire du pouls, qu'Hippocrate
& Arétée favoient tout ce qu'il y a à
favoir fur cet objet ; pour le prouver, je foutiens qu'ils le connoiffoient
comme moi, & que je le connois
comme eux : il a cru qu'ayant ramaffé
& exagéré beaucoup ce qu'Hippocrate & Arétée ont dit, en y joignant
ce qui lui appartient, & les obferva-
tiõns de quelques Auteurs (*), il a tout

(*) Morgagni eft un de ces Auteurs ; il a
écrit après l'Auteur des *Recherches*, & après
M. Michel : mais M. de H. juge à propos de
placer Morgagni avant eux, comme il s'y
place lui-même ; il copie Morgagni d'une
manière auffi fervile qu'inutile : M. Soleilhet
a tiré un grand avantage de cet Anacronifme,

V 4

dit & tout fait (*ab ipſis Medicinæ incu-*
nabulis exordiar, additurus quæ partim
obſervatores... partim mei mihi ægri ſup-
peditarunt.)

Il a enfin, ſelon lui, completté, oui
completté, l'hiſtoire du pouls (*pulſuum*
examen inſtitui, perfeci) (*a*).

De pareilles prétentions, de pareilles
diſpoſitions, font naître aiſément la
prévention, les ſcrupules, & le deſir
de nuire & de médire. Auſſi nos Auteurs ont-ils été dépeints comme des
ennemis d'Hippocrate, comme des
Hérétiques qui renverſent ſes loix,
qui entreprennent ſur ſes poſſeſſions,
que M. de H. (qui ſe donne pour
le fils aîné d'Hippocrate) (**) regarde

---

volontaire & honteux pour un galant homme ;
qui auroit dû, au contraire, féliciter nos Auteurs de ce que Morgagni avoit confirmé ce
qu'ils avoient publié avant lui.

(*a*) *Pag.* 12. *Cap.* III. *pag.* 116.

(**) *Nos ſumus verè Hippocratici.* Tous
les volumes du *Rationis Medendi* rediſent cette
eſpèce d'apophtegme, ou l'équivalent ; c'eſt
là, pour ainſi dire, le cri d'armes de M. de
H. : mais comme il y a des cris de défi, d'in-
vocation, d'exhortation, de réſolution, d'événement, de commandement, on pourroit de-

comme fon patrimoine, & fur lequel il n'entend point raillerie.

Qu'on confidère en effet comment il parle de ces François & de ces Efpagnols qui ont ému fa bile, & réveillé fa jaloufe ferveur : avec quelle adreffe il fe donne le droit de les vilipender ! Comment il ameute contre eux les gens qui n'y regardent pas de près !

« Viri expertiffimi, novitatis, feu
» Autores, feu promotores, ea lege
» crifes admittunt, non ad dies ab
» Hippocrate numeratos, non ad obfer-
» vatas coctiones, verùm ad fuorum
» fpecificorum pulfuum adparitionem...
» probatum autem eft legibus Hippo-
» cratis nihil certius, nihil dari verius.
» Ergò nova pulfuum doctrina, has
» leges turbando violandoque (*), non-

---

mander à M. de H. de quelle efpèce eft le fien, & ce que c'eft qu'un Médecin qui répète par-tout, *nos fumus verè Hippocratici ;* qu'eft-ce que cela fignifie ?

(*) « Sanè ex pulfu, & circà criticum tem
» pus, & cum prægreffis quibufdam coctionis
» fignis, obfervato *fæpius,* evacuationem cri-
» ticam, vomitu aut alvo futuram, prædixi,
» ad ægrorum lectos in Nofocomio ».

C'eft ainfi que s'explique M. de H., dans un

» nisi perniciosa esse praxi potest (*a*)...
» viderentur iniquam illorum opinio-

---

de ses ouvrages, antérieur à celui de 1768, (*pars 5 Rat. Med.*). En ce tems-là, il croyoit & publioit que les pouls, les signes ordinaires de la coction & les tems des crises, alloient de concert : aujourd'hui il sépare la marche du pouls de celle des crises ; il dit qu'en observant le pouls, on contrarie le tems & la marche des crises. Quand faut-il donc croire M. de H., ou en 1768, ou quelques années aupavant ? Dans le tems qu'il étoit le partisan du pouls, il se vantoit sur ce sujet, au point que les *Aléthophiles* de Vienne lui en faisoient un reproche. Aujourd'hui il a changé de croyance, il a abandonné la doctrine qu'il professoit ; il fait plus, il se déchaîne contre cette doctrine, & contre ceux qui la cultivent : quel ordre, quelle suite dans sa manière de penser ! Il faut voir dans les réflexions de M. Soleilhet, le parti qu'il a tiré de cette lourde contradiction, dans laquelle M. de H. s'est laissé cheoir. Je dois dire aussi, au sujet de ce passage de la *cinquième partie*, que je viens de rapporter, que M. de H. y avoit insinué un *Autore Solano.... sæpiùs Autore Solano.... predixi* : alors M. de H. n'étoit pas décidé, comme en 1768, de dépouiller & insulter Solano & nos Auteurs (qui avoient écrit avant cette *cinquième partie du Rat. Med...*) M. le Professeur est si sujet à changer d'avis & de systême, qu'il ne faut pas désespérer de le voir rentrer dans la bonne voie.

(*a*) *Ibid. Cap. IV. pag. 206.*

» nem invehere in Medicinam velle ,
» qui in facriore doctrina, ab immenfa
» dubitantium multitudine inconcuffas
» æternas que veritates dubias reddi ,
» iteratoque examini oportere conten-
» dunt..... potero cum Hippocrate ref-
» pondere : in Medicina jampridem
» omnia fubfiftunt (a) ».

Tout eft dit en Médecine, il n'y a plus rien à defirer, Monfieur le Profef-feur, fans doute depuis l'heureufe pu-blication de vos différentes parties du *Rat. Med.* Il ne refte plus qu'à courir fus aux Incrédules ; c'eft un privilège dont vous ufez le mieux & le plus fouvent qu'il vous eft poffible.

Telle eft enfin la caufe de la mau-vaife humeur de M. de H. : Arétée , Hippocrate & lui ayant tout dit fur le pouls, ceux qui veulent fe mêler d'en parler après ces trois grands hommes , ne font que de petits cerveaux en dé-lire, des gens iniques , des Calomnia-teurs avérés, des plagiaires qu'il faut écarter, qu'il faut déshonorer, qu'il faut perdre.

Mais après tout, eft-il vrai que M. de H. ait prouvé qu'Hippocrate, Arétée

____

(a) *Ibid.* pag. 204-205.

V 6

& lui, en favoient autant, ou plus que nos Modernes, fur le pouls? eft-il vrai que dans fes volumes, grands & petits, antérieurs à celui de 1768, M. le Profeffeur de Vienne eût fait l'hiftoire du pouls, comme il le prétend? non vraiment, non : fa prétention eft un rêve, une idée chimérique & fantaftique, qui s'eft emparée d'une tête qu'un favoir mal digéré, une étude pénible & forcée, & un défaut radical de goût, ont échauffée (*cerebelli deliramenta*) : c'eft le fruit d'un fonds de prévention outrée, & d'un violent defir de dominer, de faire des découvertes, & d'être le *Stentor* de la Médecine (*connata arrogantia... eorum qui magnorum Medicorum autoritatem & famam ambiunt*) (*).

M. Soleilhet furpris, comme bien d'autres, des difparates de M. de H.,

---

(*) Je fupplie mes Cenfeurs & mes Lecteurs de remarquer que ces expreffions dures que ma plume laiffe échapper à regret, & qui peuvent étonner leur délicateffe, ne font qu'un rendu ; ce font les propres expreffions de M. de H., qu'il a même laiffé fubfifter dans la deuxième édition de fon volume de 1768, qui s'eft faite à Paris en 1771, & qui fe vend chez DIDOT le jeune, avec approbation & privilège.

crut devoir oppofer une digue aux in-jures, contre la nouvelle doctrine du pouls, qu'il faifoit répandre de Vienne dans toute l'Europe. Il prit le ton honnête, modefte; il ne s'écarta point des bornes permifes par nos mœurs aux critiques les plus modérés : s'il mêla quelque ironie dans fa défenfe, il le pouvoit fans injuftice, eu égard à la violente attaque de M. de H. & à la force de fes expreffions injurieufes. M. Soleilhet croyoit, en fe conduifant ainfi, & en mettant M. le Profeffeur de Vienne dans le cas de répondre à plufieurs queftions intéreffantes, pouvoir le ramener doucement, & le rappeller à lui-même : mais il a été trompé dans fon attente. M. de Haen, pour toute replique, a vomi de nouvelles injures : *iniquos diffamantium libellorum fabros... fub lavato Medici Monfpelienfis nomine, libellum infamem periodico cuidam fcripto inferuerint... nullum legendi defiderium...... multis retrò annis, non legi lividorum pullitiem.*

J'ai déjà rapporté cette belle & délicate tirade : certainement elle eft digne de ces tems gothiques, où des pédans imbus de quelque favoir, s'échauffoient à fe chanter pouille les uns

les autres, comme nos portefaix s'amu-
fent & s'échauffent en fe donnant des
coups de poing.

Mais détournons la vue de ces objets
dégoûtans. Achevons d'inftruire M. de
H., fur l'Auteur d'un ouvrage qu'il lui
plaît d'appeller un libelle pfeudonime,
& le produit de l'envie (*libellum infamem, lividorum pullitiem*) ; parce qu'il
a cru fe tirer par-là de l'embarras dans
lequel cet ouvrage l'a jetté.

M. Soleilhet eft Médecin de Tulles (*),
ville capitale du bas Limoufin, où M.
fon père, Médecin comme lui, jouit

____

(*) La ville de Tulles a produit de grands
hommes, entre autres le favant *Baluze* : on a
confervé la mémoire d'un trait remarquable
de ce fameux Critique. Il fe fit connoître
étant encore fort jeune, par une très-belle &
très fine critique qu'il intitula *Antifrizonius* :
celui qu'il combattoit s'appelloit *Frizon*. Ce
Frizon avoit fait un ouvrage fort ampoulé &
fort verbeux : on dit que fe trouvant dans
l'impoffibilité de répondre à Baluze, il en fit
un fur la *confolation des affligés*. On appelle
aujourd'hui à Tulles la fage & judicieufe critique de M. Soleilhet *Antihaenius* : cette dénomination eft affez heureufe. On remarque
auffi que M. de H., à l'exemple de *Frizon*, a
cherché des *confolations*, fans fonger à la
défenfe de fa caufe ; il a fort fagement dé-

de la plus grande réputation : partageant la confiance publique avec des Confrères, qui exercent la profession aussi noblement qu'eux, Messieurs Soleilhet, honorés & considérés, vivent heureux, & passent des jours utiles, en conservant ceux de leurs Concitoyens; ils n'ont point eu besoin de se transporter dans un Royaume étranger, pour faire parler d'eux; ils n'ont point sollicité des chaires extraordinaires, ils ne se font point fait connoître en répandant des gazettes de Médecine, des extraits des cahiers de leurs Professeurs.

Peu éloignés de Montpellier, & à portée de Paris, ils ont toujours conservé une liaison intime avec les Professeurs de ces deux grandes villes : M. Soleilhet le fils, les a tous vus; il a visité les Hôpitaux de Montpellier, de Nismes, de Bordeaux, de Lyon, de Paris. En un mot, M. Soleilhet est Médecin; il pratique la Médecine dans

---

claré qu'il n'ambitionnoit pas la gloire de ce monde, qu'il n'attendoit point dans cette vie la récompense de ses travaux : je rapporterai plus bas les propres termes de cette déclaration. Chaque siècle a ses *Baluzes* & ses *Frizons*.

des contrées qui, depuis. les premiers
fiècles de l'Eglife, furent le centre de cet
Art, & qui ont été de tout tems éclairées
par de favans Médecins, Profeffeurs
ou autres, l'honneur de la France & de
l'Europe entière.

M. Soleilhet peut donc fe mefurer
avec quelque Médecin que ce puiffe
être, même avec M. de H., qui, élevé
dans une Ecole nouvelle, en comparaifon de celle de Montpellier, a quitté
la Hollande pour aller faire à Vienne
un établiffement nouveau (a), & fe
mettre à la tête d'un Hôpital des plus
médiocres, & tel qu'il s'en trouve dans
nos petites villes du troifième ordre.

Si M. de H. a fur M. Soleilhet l'avantage de l'ancienneté, celui-ci a parlé à
M. de H., comme à fon aîné, comme
à un Profeffeur décoré & connu par

(a) M. de H. ne ceffe d'y appeller des pratiques & des Auditeurs... il s'écrie : *veni & vide...
in Nofocomio traĉtavi præter innumeros chronicos morbos, triginta ægros..... acutè decumben-
tium ne quifquam periit.....* un nombre infini de
maladies chroniques, dans un Hôpital qui
contient bien douze lits, c'eft trop; trente
maladies aiguës, c'eft trop peu, dans une
année académique (*anno hoc academico*) 13.
pars Rat. Med.

plusieurs ouvrages. M. Soleilhet a lu ces ouvrages, ainsi qu'on le voit par son Essai.

Que M. de H. ne dise donc plus que M. Soleilhet, ou son nom, est un nom emprunté; qu'il ne traite plus son ouvrage de libelle, mais qu'il y réponde, j'ose l'en prier en mon particulier (*); c'est le moyen de terminer utilement,

---

(*) Je joins cette requête à celle que j'ai présentée à M. de H., dans mes réflexions préliminaires, au sujet du systême du pouls. adopté par Boerhaave, & qui est le systême du dernier siècle. J'ai dû dire ce qu'en pense M. de H.; je le place ici; « Scholæ medicæ » posterioris ævi, simplex doctrina pulsuum, » veraque & tuta est (*pars 12. Cap. II.*) ». A quoi peuvent donc être utiles les ouvrages & les découvertes sur le pouls de notre savant Professeur, si le systême courant est vrai & assuré (*veraque & tuta*)? Ce n'est plus la peine de s'occuper de ces objets : voilà ce que M. de H. devoit répondre aux Espagnols & aux François, *qui extensiorem explanatioremque historiam poposcerunt* : voilà ce qu'il faut qu'il nous éclaircisse; c'est un objet digne de lui & des places qu'il occupe; il jouit d'un loisir que ne goûtent point ceux que la fortune n'a pas comblés de ses faveurs. Nous savons qu'il doit ce bonheur singulier, autant aux soins paternels de Van-Swieten. qu'à son talent rare & transcendant, pour élever la jeunesse, pour faire des leçons, des découvertes, des obser-

ou d'une manière inftructive, des conteftations dont M. de H. n'a pas craint d'être l'Auteur lui-même, & qu'il a par conféquent plus d'intérêt que perfonne de voir finir.

Je puis d'ailleurs l'affurer avoir vu M. Soleilhet travailler à fon ouvrage, & avoir vu des notes qu'il a faites fur tous les volumes du *Rationis Medendi*.

Je finirai par un éloge de M. de H., j'efpère que fa modeftie ne le défapprouvera pas, & que perfonne n'en murmurera; il m'en fournira lui-même la matière & le cannevas : je ne puis me refufer au fentiment de vénération & de refpect que m'infpirent pour fa perfonne, & le portrait qu'il en fait, & la probité, les mœurs & la Religion dont il fait la profeffion publique que voici.

» Magnam differentiam interpono,
» inter veritatem fidei, omni demonf-
» tratione majorem, & certitudinem,
» feu moralem, feu phyficam... mihi

---

vations, des diffections, des analyfes, des abrégés, des extraits, des traductions, des expériences, des livres, des épreuves, des Commentaires, des critiques, des prônes, des prières, des dédicaces, &c. &c. &c.

» nihil minus quàm hominum exiſti-
» matio cordi eſt (*a*)... mercedem labo-
» rum in hoc mundo non expecto.....
» Similes non moror (*il parle de ceux*
» *qui font des ouvrages contre lui*).....
» profectò niſi in Deum, omnis invi-
» diæ, omnis detractionis ultorem,
» bonoſque in mores graviſſimè pecca-
» rent, pergerent ne, an deſiſterent,
» parùm morarer... adeòne cæcutiunt,
» ut non videant ſe bonorum mihi
» conciliare honorem... qui applaudere
» cauſæ amant, quam intelligunt, non-
» niſi atro dente impugnari poſſe (*b*) ».

Cette manière de penſer, pleine de
piété, de candeur & de déſintéreſſe-
ment, donne la plus haute idée de M.
de H. : ſi on trouve qu'elle ne ſe concilie pas tout-à-fait avec les vives ſor-
ties que ce pieux Profeſſeur fait contre
ceux qui ont le malheur de lui déplaire ; ſi on conçoit difficilement que
la même plume qui a tracé ces proteſta-
tions de Religion & de bonnes mœurs,
de modeſtie & de bonhomie, ait pu
laiſſer échapper tout ce qui ſe trouve
dans les ouvrages de M. de H. contre

____

(*a*) *Pars 12. Rat. Med. Cap. IV. pag. 205.*
(*b*) *Pars 13. Rat. Med. Præf.*

fes Confrères, je n'aurai rien à repliquer.

Voici par exemple un paſſage qui
m'embarraſſe beaucoup, & que je laiſſe
à évaluer aux Théologiens.

« Medici plures, *dit M. de H.*, plu-
» rimique Medicinæ ſtudioſi mirati.....
(*toujours de l'admiration, toujours du
merveilleux*) ! » Norunt implacabiliorem
» me exiſtere neminem... toties mihi
» teſtes circumſtant, in eos qui arcana
» quondam celaverint, veluti in ſorde-
» dos homines nefarios, luci præſenti,
» æternâque indignos, acriter invehenti,
» (*pars 13. Rationis Medendi Præfat.*) ».

Ces ſentimens violens ſont-ils bien
charitables ? Comme M. de H. traite
ſon prochain (car enfin la Médecine
Hippocratique n'eſt-elle pas une eſpèce
d'arcane) ! Nos Facultés ſe contentent
ce couvrir de mépris ces vils perſon-
nages qui *vont piquant le monde*, comme
dit Montagne, avec leurs bols & leurs
ſyrops ; mais elles ne les pourſuivent pas,
comme M. le Profeſſeur de Vienne,
juſques dans l'autre vie. Nous ſommes
fort heureux qu'il ne nous croie pas
des gens à ſecrets : s'il y avoit parmi
nous quelque Prôneur de préparations
ſingulières, comme il ſeroit accueilli,

ce *Nefarius*, par M. le Profeſſeur !
Nous ſommes plus tolérans dans ce
pays ; nous laiſſons paître, nous laiſſons
vivre ces *Sordides* Prôneurs de préparations ſecrettes.

N°. LX.

DES SUEURS CRITIQUES, ET DE LEUR POULS.

*Imputation fauſſe & mal fondée, dont le
Docteur de Haen charge le Docteur
Freind, & le Docteur de Bordeu.*

» Error horum qui in morbis
» acutis damnant ſudores quocumque
» morbi tempore, & illos ab Hippo-
» crate unquam laudatos eſſe negent :
» *Freind* & *Bordeu* hoc ultimum ſta-
» tuentes, ab illuſtr. *Hallero* penitùs
» refelluntur.

» Quantùm ad errorem, Salutares
» ſudorum criſes eſſe, & ut tales ab
» Hippocrate relatos, negantem, fateor
» me nullatenus comprehendere poſſe,
» qui fieri potuerit ut ejuſmodi in er-
» rorem docti alioqui vivi inciderint.

» Quis de Freindo hôc comprehenda[t]
» viro & erudito, & Græcorum Au-
» torum perito Lectore? Illum egregiè
» refictatum legimus à Viro Ill. Halle-
» ro, in notis ad caput de sudore Boer-
» haavii. Freindus, inquit (Hallerus)
» apud Hippocratem omninò sudorum
» criticorum exempla non reperiri;
» præceps affirmavit ad Libr. 3. Epid.
» Ego verò, non in theoria solùm
» Hipp. reperio sudores criticos Aphor.
» 4. 36. *peri criseon.* ff. 1. Côac. 4.
» Tract. 11. ff. 1; sed in experimentis,
» v. gr. in causo Epidemico Epid. 2.
» ff. 3, in febre acuta Epid. 3. ægrot. 6,
» in pleuritide ibid. 8, in febre remit-
» tente ibid. 10; & in universum su-
» dores in morborum acutorum initiis
» nihil proficiunt; sanguinem aquâ
» adeò necessariâ spoliant, neque quic-
» quam de morbi causa minuunt Coac.
» Libr. 6. ff. 3 : sed iidem, cum signis
» coctionis in urina, die morbi acuti
» circiter septimo universales & con-
» tinui critici, sunt utique & salutares;
» nec die septimo tantummodò, sed
» quocumque die critico, ut post Hip-
» pocratem observatio docet.

» Recentior scriptor occurrit (Cl.
» Bordeu) qui nonmodò, quod nega-

» verat Freindius, quoque negat; ve-
» rùm etiam ex Hippocrate demonſtrare
» conatur, ſudoris in acutis perniciem,
» & quidem ex Aphor. 8. Nº. 4, ſudo-
» res in diebus criticis oborti vehemen-
» tes & veloces, periculoſi; & qui ex-
» pelluntur ex fronte, veluti guttæ &
» aquæ ſalientes, & frigidi valdè &
» multi. Neceſſe enim eſt talem ſudo-
» rem prodire cum violentia & laboris
» exceſſu; & expreſſione diuturna.

» ... An verò ſic (Hippocrates) con-
» demnarit ſudores omnes ? Ex ipſa
» pravorum ſudorum condemnatione,
» ſequitur bonos dari... ſi ſenſus apho-
» riſmi adeò clarus, tamen obſcurior
» (Clar. Bordeu) videri potuiſſet. An-
» non centeni alii Hippocratis textus,
» ſi coſuluiſſent illos, dubium quod-
» cumque ſuſtuliſſent (a) » ?

Il eſt donc clair, d'après ce qu'on
vient de lire, que le D. de H. accuſe
le D. F. & le D. B. de nier l'exiſtence
des ſueurs critiques dans les maladies:
il leur impute d'avoir avancé qu'Hippocrate n'a point décrit ces ſortes de
ſueurs (*in morbis acutis damnant ſudo-*

____

(a) *Pars 13. Rat. Med. Cap. 1, pag.* 217 ;
& 262, &c.

*res... & illos ab Hippocrate unquam lau-
datos negant*). Le D. de H. eſt étonné,
il ne peut pas comprendre que des gens
ſavans d'ailleurs, aient avancé qu'il ne
ſe fait point des criſes louables par les
ſueurs (*fateor me nullatenus comprehendere poſſe errorem, ſalutares ſudorum
criſes eſſe negantem... quis de Freindo
hoc comprehendat... qui apud Hippocratem omninò ſudorum criticorum exempla
non reperiri, præceps affirmavit*) ? Il
prétend encore que le D. B. ne ſe contente pas de nier avec F. l'exiſtence des
ſueurs critiques, mais qu'il tâche d'appuyer ſon ſentiment de l'autorité d'Hippocrate lui-même, dans les ouvrages
duquel il croit trouver de quoi prouver
le danger des ſueurs, qui arrivent dans
les fièvres aiguës (*ſudoris perniciem ex
Hippocrate demonſtrare*). Le D. de H.
ajoute que l'Auteur de cette prétention,
a tort de ne rapporter, pour l'appuyer,
qu'un ſeul paſſage d'Hippocrate ; puiſqu'il y avoit tant d'autres endroits à
conſulter (*centeni alii Hippocratis textus... ſi conſuluiſſent.*

Voilà, ſi je ne me trompe, l'expoſé
bien net de la choſe à juger : écoutons
d'abord F. & enſuite B.

Opinion

Opinions du Docteur Freind sur les Sueurs.

« QUADRAGINTA duas, febre acutâ
» Laborantium, Hiſtorias (*c'eſt F. lui-*
» *même qui parle*) nobis exhibet Hip-
» pocrates, in Epidem. 1 & 3... ex iis
» qui ſalvi evaſerunt evacuatione ali-
» quâ, nemo niſi evacuatione interve-
» niente, ad ſanitatem perductus.....
» liceat mihi evacuationes illas quibus
» hæ febres ſolutæ ſunt percurrere...
» evacuationum modi ſunt ſeptem...
» per ſanguinis eruptionem... per vomi-
» tum... per abſceſſum... per ſputorum
» exſcreationem... per urinæ proflu-
» vium... per alvi fluxum... per ſudores...
» (*per ſudores, febres ſolutæ ſunt :* il y
» a eu des fièvres qui ont été jugées
» terminées ou guéries par les ſueurs);
» *uti Libr.* 1. *Epid. æger.* 3, 6, 7, 13, 14 :
» *Libr.* 3. *Sect.* 2. *æger.* 6, 7, 8, 10,
» 12 (*a*) ».

Comment le D. de H. oſe-t il avancer, après cette déclaration de F, que
celui-ci a publié qu'il n'y a, dans les
Epidémies d'Hippocrate, aucun exem-

---

ple de fueurs critiques (*omninò fudo-rum criticorum exempla non reperiri apud Hippocratem, præceps affirmavit... Freindus*) ? Qui mérite d'être accufé de légéreté & de précipitation, ou le D. H., ou le D. F. ?

Mais parcourons l'hiftoire des malades dont F. parle, comme ayant effuyé des fueurs de bonne efpèce ; confultons le texte d'Hippocrate. Cette petite difcuffion fervira à faire voir que le D. de H. n'eft pas le feul initié dans les ouvrages d'Hippocrate, & même qu'il ne les entend pas auffi bien qu'il tâche de nous le perfuader dans tous fes ouvrages.

Le premier malade indiqué par F., dans le paffage que je viens de rapporter, eft Hérophon (*Libr. 1. Epid. æger 3.*). Hérophon, dit Hippocrate, fua le nenvième jour de fa maladie ; il fut jugé, la maladie fut fufpendue, *fudore oborto, morbus decrevit, intermifit*, fuivant la traduction de F. Hérophon fua encore vers le 17, & il fut complettement jugé.

Le deuxième malade (*Libr. 1. Epid. æger 6.*) eft Cléonactis : fuivant Hippocrate, il fut pris d'un friffonnement le quatre-vingtième jour de fa maladie ; il fua beaucoup ; il fut jugé. *Octogefi-*

mo, dit F., *rigore oborto... fudor multus.. perfecta judicatio.*

Méton, qui eſt le troiſième malade cité par F. (*Libr. 1. Epid. æger 17.*), ſua, dit Hippocrate, le cinquième jour de ſa maladie, & il fut jugé. Suivant F. *quinto... fudore oborto , judicatus eſt...*

La femme groſſe de trois mois (*Mulier trimeſtri fœtu gravida, Libr. 1. Epid. æger 13.*) eſt le quatrième malade dont parle F. Cette femme, au rapport d'Hippocrate, ſua la nuit du cinquième jour, & ſe trouva ſans fièvre. *Quinto... fub noctem fudor obortus eſt , & à febre vindicata (ægra).* Telle eſt la traduction de F. Cette malade ſua encore vers le quatorze.

Cinquième malade indiqué par F. (*Libr. 1. æg. 14.*). Mélidie, elle ſua, ſuivant Hippocrate, le ſeptième jour, & la fièvre fut ſuſpendue : elle ſua encore, & le onze elle fut entiérement jugée. *Septimo, profuſo fudore , febris intermiſit ,* dit F...., *fudor prorupit : die undecimo , judicatione integrè eſt abſoluta.*

Voici ce qui concerne les malades du troiſième livre des Epidémies , dont F. rapporte les hiſtoires.

Périclès d'Abdère (*Epid. Libr. 3.*

Sect. 2. *æger.* 6.), eut, dit Hippocrate, le quatrième jour, une sueur chaude & universelle ; il fut jugé ; la fièvre cessa, sans rechûte. *Quarto... sudor multus calidus, toto corpore dimanavit, à febre est absolutus, nec recidivam passus.* C'est la traduction de **F.**

La Vierge d'Abdère (*Epid. Libr.* 3. *Sect.* 1. *æger* 7.), sua, dit Hippocrate, & fut sans fièvre le vingtième jour. *Vigesimo... sudoribus à febre liberata est* ; dit Freind ; la sueur fut aussi très-abondante au vingt-sept.

Anaxion (*Epid. Libr.* 3. *Sect.* 2. *æg.* 8.) sua & fut sans fièvre le vingtième jour... il eut une sueur universelle le trente-quatrième, la fièvre cessa & la crise fut parfaite : ainsi parle Hippocrate. **F.** dit : *vigesimo, sudore oborto, à febre liber fuit... trigesimo quarto, sudore per totum corpus diffuso, febre liberatus, & prorsùs judicatione absolutus.*

Nicodème d'Abdère (*Epid. Libr.* 3. *Sect.* 2. *ægro* 10.) Hippocrate nous apprend que ce malade sua beaucoup le vingtiène jour & qu'il parut sans fièvre... Que le vingt-quatre, il eut une sueur abondante & chaude, que la fièvre cessa, & qu'il fut jugé. **F.** dit de Nicodème, *vigesimo... copioso sudore profuso, visus* *à febre liber esse... quarto & vigesimo, sudore calido copioso per totum corpus diffuso, à febre, judicatione est absolutus.*

La Vierge de Larisse (*Epid. Libr. 3. Sect. 2. æg. 12.*), éprouva, au rapport d'Hippocrate, un frissonnement ou un tremblement, le sixième jour; elle eut le corps tout couvert d'une sueur chaude, la fièvre tomba, la malade fut jugée. Suivant F., *Larissæ Virgo... sexto, ubi inhorruisset, sudore copioso calido per totum corpus diffluente, febre immunis, judicatione liberata est.*

On sait que F. a publié une édition du premier & du troisième livre des Epidémies d'Hippocrate, en grec & en latin. C'est dans cet ouvrage que F. s'exprime comme je viens de le rapporter; il traduit ainsi les textes d'Hippocrate. Or, il n'est pas possible de croire qu'il n'a pas bien senti, bien réfléchi & suivi ce qu'il a dit. Il parle de malades dont la fièvre est tombée à la suite des sueurs; il indique des maladies qui ont été guéries par ce genre d'évacuation : *febres solutæ sunt, per sudores.*

Dire, d'après cela, comme le D. de H., que le D. F. n'a pas trouvé dans les ouvraves d'Hippocrate des exemples de fueurs critiques, & qu'il nie qu'Hippocrate ait admis des fueurs falutaires (*falutares fudorum crifes effe negantem..... fudorum criticorum exempla non reperiri apud Hippocratem*) : s'avanturer ainfi à la légère, c'eft afficher qu'on n'a pas lu les ouvrages de F. ou qu'on ne les a pas entendus ; c'eft en impofer fur un fait grave, & effayer de noircir par des accufations imaginaires la réputation d'un grand homme.

Allons plus loin, éclairciffons une queftion digne d'attention.

F. après avoir publié le texte & la traduction de deux livres des Epidémies d'Hippocrate, y a joint des commentaires : il fe propofe de puifer les indications du traitement des fièvres aiguës, dans les hiftoires même confervées par Hippocrate. *Oftendam...., ex hoc ipfo fonte hauriri poffe, quæ defiderantur adeò in febribus acutis, medendi indicia..... quid in hifce morbis depellendis moliatur natura, quâ viâ ars quæ ad naturæ regulam dirigenda eft, debeat incedere* (a) : F. fe propofe, dis-je, d'étudier la marche de la nature, de la

____

(a) *De Febr. Comment.* III.

développer, & de frayer les routes à l'Art, en suivant Hippocrate.

Je ne demanderai pas à M. de H. s'il a eu d'autres vues, lui qui répète souvent que sa Médecine n'est que la plus pure doctrine d'Hippocrate ; & s'il croit que ses leçons sont nécessaires & nouvelles pour ceux qui ont les ouvrages de F. Je n'examinerai point si le Docteur F. a bien rempli la tâche qu'il s'étoit imposée, s'il a bien atteint son but. Mais je vais rapporter un extrait de son commentaire sur les sueurs.

« Nonnullos sudore primùm perfu-
» sos, deindè febre liberatos, memo-
» rat Hippocrates, sive sudor ille reverà
» morbum finiebat, sive potiùs sub fine
» morbi obortus est (a)... si quid adver-
» sùm has febres auxilii attulerint su-
» dores, id omne à natura profectum
» esse videtur (b)... si qua acerbior in-
» ciderit febris, verè mihi videor esse
» affirmaturus, rarissimè per sudores
» solos ad integritatem venire (c).....
» nollem quæ dicta sunt ità accipi,
» quasi nulla in febribus curandis,

(a) *Ibid.*
(b) *Ibid.*
(c) *Ibid.*

» remedia quæ sudores eliciant suade-
» rem... etenim quæ temperata haben-
» tur, multo cum emolumento adhi-
» beri posse, & debere, haud infi-
» cior (a).

Ces expressions de F. mettent dans
le plus grand jour la fausseté de l'imputation du D. de H. : on y voit la nature présider à des sueurs critiques ;
on y retrouve les observations d'Hippocrate sur les sueurs critiques ; on y
découvre aussi l'opinion particulière de
F. qui, respectant les observations
d'Hippocrate, déclaroit pourtant une
guerre ouverte à ceux qui abusoient de
ces observations, & qui essayoient de
procurer la sueur dans toutes les maladies, par des remèdes chauds.

« Il n'est pas de vieille femme, il
» n'est pas de petit Chymiste, qui n'ait
» son remède, pour faire suer dans les
» maladies... C'est avec raison que Sy-
» denham a banni cette méthode échauf-
» fante... Les remèdes qui amènent la
» sueur, augmentent la vélocité du
» mouvement du sang, & par consé-
» quent la fièvre ; la tête se prend.....
» On est forcé de recourir à toutes

____

(a) *Ibid.*

» fortes de moyens pour calmer les » accidens (a) ». Ainfi s'élevoit, avec autant d'élégance que de force, le D. F. contre l'abus des fudorifiques : j'ofe dire en paffant que le D. H. n'a fait que le répéter, & nous donner pour nouvelles des réflexions qui fe trouvent dans tous les livres claffiques de notre fiècle.

F. fait plus ; il tâche de pénétrer le véritable efprit d'Hippocrate ; il rappelle fa manière de procéder dans le traitement. Les véritables ouvrages d'Hippocrate, dit F., ne font mention d'aucun remède propre à exciter la fueur... Ceux qu'on lui attribue mal-à-propos à cet égard, ne parlent que d'une feule fueur artificielle. L'Auteur du deuxième livre des Epidémies cite ce remède, qui confifte dans quelques couvertures modérées, dans une efpèce de bouillie, & dans du vin ; encore n'eft-il recommandé que pour les fièvres éphémères (b). Autant que j'en puis juger, ajoute F., Hippocrate ne regardoit pas la fueur comme un moyen de traitement ; mais feulement comme un in-

______

(a) *Loc. cit.*
(b) *Id. Ibid.*

X 5

dice de ce qui devoit arrivér naturellement. *Sudor perpetuò apud Hippocratem, quantùm egò percipio, non ut curandi instrumentum, sed tantùm ùt præ-
sagii nota proponitur* (*a*)...... *Ægrotis
(quibusdam) erumpente magis sanguine,
quam sudoris vi terminari videtur febris:
quod Libr. 3. Sect. 2, 7, 11, 12, con-
tigisse constat* (*b*). Il y a dans les Epidémies , des malades qui paroissent
avoir été guéris, plus par les hémorragies que par les sueurs : tels sont le 6
& le 7 du premier livre, & le 7, le 11
& le 12 de la deuxième section du
troisième livre.

L'opinion de F. est si clairement
exposée dans tout ce qu'on vient de
lire , qu'il est bien surprenant que le
D. de H. s'y soit trompé. F. pensoit
que la nature détermine elle - même
des sueurs ; que ces sueurs jugent quelquefois les maladies : il pensoit qu'Hippocrate n'avoit jamais recours à des
remèdes sudorifiques, & qu'enfin les
sueurs ne devoient pas être sollicitées
par des remèdes vigoureux, & encore
moins par des efforts violens & réi-

(*a*) *Ibid.*
(*b*) *Ibid.*

térés : en conséquence il se déclaroit fortement contre les sudorifiques, contre leur usage qui étoit trop fréquent en Angleterre ; il vouloit ôter aux partisans de ces remèdes, le prétexte de fonder leur opinion sur les sueurs critiques dont Hippocrate fait l'histoire : il rappelloit des malades qui ayant sué & éprouvé des hémorragies, lui paroissoient être guéris, plutôt par la perte de sang que par la sueur.

Je l'ai déjà dit ; je n'examine pas & je ne cherche pas à évaluer cette dernière prétention de F., non plus que le fonds de son système sur l'usage qu'il y a à faire de l'histoire des maladies rapportées dans les Epidémies : mais je soutiens qu'il n'a jamais dit qu'Hippocrate n'avoit pas parlé de sueurs critiques ; & c'est ce qu'il falloit démontrer contre l'assertion du D. de H.

Je ne celerai point que j'ai trouvé dans les Commentaires de F., des choses qui ont pu indisposer le D. de H. ; je vais dire ingénuement ce que j'en pense.

F. s'est avisé de condamner le quinquina dans les fièvres rémittentes, que l'usage trop fréquent de ce remède ne fait qu'irriter ou rendre plus vives (*ubi*

*in febribus remittentibus corticem peru-
vianum importuniùs adhiberi contigerit,
cujus hunc ferè exitum percipiunt Me-
dentes , ut quæ anteà paulatim subse-
derat febris jam nullâ interposita morâ
vehementiùs excandescat.* La remarque
est vraie & très-fine ; je l'ai ouie
confirmer par des Praticiens qui com-
paroient en style familier, l'usage où
l'on étoit de donner le quinquina dans
les fièvres, à celui de mettre le feu à
une cheminée pour la nettoyer. Si la
cheminée est solidement bâtie, elle
résiste : si les corps sont bons, ils peuvent supporter l'action brusque du quinquina , comme celle des autres remèdes
chauds. En un mot, le quinquina a évidemment trop d'action pour les corps
délicats & sensibles ; il leur cause une
trop rude épreuve. F. n'a donc pas entiérement tort de vouloir en réprimer
l'usage , ou restreindre l'empire.

Le D. de H. , au contraire, est tellement porté pour ce remède ; il le donne
si libéralement , & avec tant de confiance , qu'il ne peut que désapprouver
la réflexion de F. , & le censurer avec
aigreur.

Que le D. de H. soit passionnément
amoureux du quinquina , je le prouve

par les passages suivans qui sont extraits de ses Ecrits : « *corticis uncia*
» antè paroxysmum... unciam extracti
» (ejusdem corticis) quotidiè in mix-
» tura, continuis quatuor diebus.....
» (vini calefacti fomenta, jugulo, axil-
» lis, inguinibus)... corticis decoctum
» largum, saturatum, enematis formâ
» sæpiùs injectum... corticis extracti
» unciam quotidiè..... à quinta morbi
» die, in trigesimum diem usquè.....
» quotidiè extracti corticis dragm. qua-
» tuor, quinque, à die morbi 19 ad 40...
» corticem in malignarum debilitate,
» egregium & incomparabile cardia-
» cum... inimitabile alexipharmacum...
» videri sanare conclamatum mictum
» cruentum... exanthemata promoveat,
» cruentum... exanthemata promoveat,
» substineat, maturet, perficiat... præ-
» cavere recidivas... & metastases... co-
» piosissimè & dari diutissimè eum opor-
» tere... criticæ excretiones nunquam
» pulchriùs, quàm sud corticis usu...
» cortex nimios motus caloreque mo-
» deratur, & debiliores animet. *Ras.*
» *Med. pars 3. Cap. 1.* ».

On a déjà reproché au D. de H.,
cette manière sauvage de donner le
quinquina à pleines mains : j'ignore ce

qu'il a répondu. Mais je voudrois bien ſavoir comment il arrange cette eſpèce de traitement, avec ſon amour pour la nature, pour les criſes, pour la tiſane d'Hippocrate, pour cette Médecine ſi douce, ſi bénigne, ſi gracieuſe, qu'il vante ſans ceſſe. Une once de quinquina avant le redoublement... Une once d'extrait de quinquina pendant vingt-cinq jours conſécutifs ; quelle douceur !

Encore une faute du D. F. : elle eſt grave aux yeux du D. de H. F. prend la liberté de ſe moquer des Amateurs des acides pour les maladies aiguës ; il trouve mauvais qu'on fonde ſon eſpoir dans le vinaigre & le cidre, & que, ſous le prétexte de ne pas brûler les malades, on s'attache à les glacer :
« eſt & inſania quâ inſaniunt nonnulli,
» quorum in acidis poſita eſt omnis
» curatio quique ſpem nullam niſi in
» aceto, aut pomorum agreſtium ſucco
» collocant, quaſi, quia nefas ſit ægros
» comburere, ideò protinùs frigore ene-
» care oporteat (a) ».

Quoi ! ſe moquer des acides, & trai-

(a) *Freind. Comment. ubi ſuprà.*

ter de folie le foible qu'on a pour eux (*acidorum infaniâ infaniunt*), c'eſt aſſurément ſe rendre coupable d'une faute irrémiſſible. Que deviendront donc ces préceptes du D. de H., *jura carnium (in Hollandia) rariùs conceſſi, quòd in putrefactionem quodam modo inclinent.* (Cela eſt fâcheux pour les Hollandois; les Allemands ſont mieux traités.) «... hanc in putredinem incli-
» nationem emendaturus (in Auſtria)
» grata acida iis addenda eſſe docui (*);
» ſuccum citri, aurantiorum acidorum
» granatorum, cremorem tartari (**)...
» juvat & panis ſuâ aceſcens naturâ... (*a*)
» medicamenta in morbis acutis ex
» acidis acetoſa, acetoſella... oxymel,
» oxymel ſquilliticum, rob · ribeſio-
» rum, mororum, ceraſorum, pruno-
» rum, pomorum acidodulcium, frago-
» rum (***)... decocta panis cum cera-

(*) Ne diroit-on point que les Allemands ne ſavoient pas mettre du vinaigre dans leurs ſauſſes avant M. de H., & qu'il a imaginé de faire parvenir en Allemagne les fruits orangers des côtes de nos mers ?

(**) Voilà un bon ragoût; de la crême de tartre dans du bouillon !

(*a*) *Rat. med.* pag. 1. *Cap.* 1.

(***) M. de H. n'aime pas les groſeilles ni

» fis, aut fragis, aut cerafis acidis.....
» Hæc diluunt humorum maffam... le-
» niunt acre... incipientem putredinem
» corripiunt , averruncantque futu-
» ram (*a*) ».

Affurément F. qui n'employoit pas ces acides, & qui s'en moquoit, ne guérit jamais de maladie aiguë, & je tiens pour démontré que fes malades tomboient en lambeaux par la pourriture.

F. auroit-il preffenti que le D. de H. viendroit un jour faire main baffe fur toutes ces minuties ? Quoi qu'il en foit, il a mérité à plus d'un égard l'indignation du D. de H.

Gelui-ci s'excufera-t·il, en ce qu'il n'a fait que rapporter au fujet de F., ce qui fe trouve dans les Commentaires de Boerhaave, publiés par le favant de Haller ? Mais que font devenus les cahiers du D. de H., qu'il préféroit, comme nous l'avons expofé ci-deffus, à ceux de Haller où il s'eft gliffé beau-

---

l'épine-vinette, encore moins les tamarins, le petit-lait, l'eau de veau, & toutes ces boiffons fi connues du peuple même.

(*a*) *Ibid.* Cap. 2.

coup de fautes ? Si la critique de F. au fujet des fueurs, fe trouve dans les cahiers du D. de H., pourquoi cite-t-il Haller ? Si cette critique ne fe trouve pas dans fes cahiers, elle eft fufpecte, fuivant lui-même.

Il faut tout dire ; peut-être que l'Ecole entière de Boerhaave, étoit peu difpofée en faveur de F. On fait que lorfque ce grand homme préfidoit à la Société Royale, il fe comporta de façon à ne pas rendre à cette Ecole l'hommage auquel l'Europe entière l'habitua de bonne heure, pour des raifons que je n'examine point ici.

Quoi qu'il en foit, il n'eft pas vrai que le D. F. ait dit, au fujet des fueurs, ce que le D. Pringle lui fait dire : il a au contraire formellement déclaré, que parmi les maladies décrites par Hippocrate, dans le premier & troifième livres des Epidémies, il y en avoit qui furent jugées par les fueurs : *per fudores febres folutæ funt.* Voyons fi le D. de H. fera plus heureux vis-à-vis du D. Bordeu.

Opinion du Docteur de Bordeu.

Le D. de B. est positivement accusé, comme je l'ai déjà dit, d'avoir nié l'existence des sueurs critiques, d'avoir prétendu qu'Hippocrate ne parle pas de ces sueurs, & d'avoir choisi un seul passage de ce pere de la Médecine, pour établir que toutes les sueurs sont pernicieuses, au lieu d'en avoir consulté un grand nombre d'autres (*centeni alii*), qui prouvent qu'Hippocrate croyoit à ces sueurs critiques, & qu'elles existent en effet.

Telle est, conçue en propres termes, l'imputation qui se trouve dans la treizième partie du *Ratio Medendi*, aux pages 217 & 263. Ces passages ont déjà été rapportés au commencement de cet article.

A qui le D. de H. fera-t-il croire, qu'un Auteur qui, en parlant du pouls, a annoncé qu'il en existe un particulier, précurseur de la sueur critique, nie en même tems l'existence des sueurs critiques ? Jamais accusation fut-elle aussi dénuée de vraisemblance ? Je ne comprends pas comment le D. de H. a pu avoir une telle distraction. Mais tâchons d'examiner cet objet d'une manière qui foit utile pour le Lecteur.

« Le pouls qui annonce la fueur
» critique (dit le D. de B.) eft admis
» par les Auteurs anciens & modernes...
» Galien la décrit ; il paroît être le feul
» (pouls) dont la defcription ou la mé-
» moire fe foit confervée..... Solano
» nomme *inciduus*, le pouls qui annon-
» ce la fueur critique... Il n'eft queftion
» ici que du pouls fimple de la fueur...
» Voici la defcription du pouls criti-
» que de la fueur... (Lorfque le pouls
» a les caractères que l'Auteur décrit),
» il faut toujours attendre une fueur
» critique..... On ne fauroit trop ré-
» péter la première condition du pouls
» critique de la fueur..... Il faut bien
» diftinguer certaines modifications qui
» ne fe trouvent pas dans le pouls fim-
» ple de la fueur (a) ».

Tous ces paffages fuffifent-ils pour
prouver que le D. de B. admet une
efpèce de pouls, particulière à la fueur
critique, & qu'il reconnoît également
des fueurs de même nom, & leurs
bons effets, puifqu'il les nomme fueurs
critiques ?

(a) Recherches fur le pouls, *vol. 1. pag.*
143, &c.

Il ne reste au D. de H. aucun prétexte, aucune raison, même spécieuse,
pour pouvoir colorer sa méprise. Ce
qu'il y a de plus extraordinaire, c'est
qu'il réitère aujourd'hui la même accusation qu'il avoit déjà hasardée dans la
douzième partie de ses Œuvres. On
peut voir ci-dessus avec quelle évidence & quelle force de preuves, M.
Soleilhet réfute cette accusation.

Loin de se corriger, loin de profiter
des leçons ou des avertissemens qu'on
lui donne, le D. de H. revient toujours
à son imputation favorite ; il l'aggrave
même dans sa treizième partie ; il la
rend plus fausse, plus calomnieuse.

En effet, le D. de B. est accusé aujourd'hui non-seulement, 1°. d'avoir
nié l'existence des sueurs critiques ; mais
encore, 2°. d'avoir prétendu qu'Hippocrate ne parle pas de ces sueurs, &
d'avoir rapporté un seul passage de ses
Œuvres, pour établir que toutes les
sueurs sont pernicieuses. Je viens de
détruire le premier chef d'accusation ;
je vais passer au deuxième, qui nous
conduira à quelque chose de plus important.

J'ouvre encore les *Recherches sur le
Pouls* : j'y trouve, à la page 149 du

premier volume, ces paroles remarquables : « les fueurs critiques arrivent dans les maladies aiguës & continues, fur la fin, ou du moins *dans des jours marqués par les fignes d'une bonne coction* (Hipp. Aphor. 36. Sect. 4.) : *elles font précédées d'une efpèce fingulière de tremblement & de la fuppreffion des urines* (Hipp. Epid. Libr. 6. Sect. 1.) ».

Voilà donc Hippocrate cité par le D. de B. à deux reprifes. Hippocrate dont on emploie les expreffions, eft invoqué pour déterminer les fignes des fueurs critiques les plus favorables. Où trouve-t-on que le D. de B. ait dit que ce pere de la Médecine *ne parle par des fueurs critiques ;* puifqu'il décrit les qualités néceffaires à une fueur critique, d'après les propres paroles d'Hippocrate, qu'il a foin de citer ?

Il eft également faux que le D. de B. *n'ait rapporté qu'un feul paffage d'Hippocrate, pour établir que toutes les fueurs font pernicieufes.* Cette fauffeté eft écartée, comme la précédente, par le propre texte des *Recherches*, où Hippocrate eft cité deux fois; pour éclaircir & appuyer ce qui regarde les fueurs critiques : d'où il fuit que, fui-

vant le D. de B., toutes les sueurs ne
sont pas *pernicieuses*.

Le D. de H. sera-t-il toujours opiniâtre ? Quelqu'un voudra-t-il le croire
désormais sur sa parole ? Voyez comme
il se suit lui-même, comment il fait
attention à ce qu'il écrit. Il avoit imprimé dans un de ses ouvrages qu'Hippocrate suspectoit toutes les sueurs,
qu'il les regardoit comme peu propres
à assurer un pronostic (*didicerat Hip-*
pocrates..... sudores incertæ prognoscos
esse (a). C'est lui, c'est le D. de H. qui
attribue à Hippocrate ce soupçon sur
la bonté & l'utilité des sueurs, & il
vient ensuite accuser le D. de B. de
faire parler Hippocrate, & de lui faire
dire que *toutes les sueurs sont perni-*
cieuses. Il est bien difficile de pouvoir
soutenir de pareilles contradictions, &
nous souffrons vraiment autant que
nous nous humilions, en relevant de
semblables fautes.

L'Auteur des *Recherches* ne se contente point d'annoncer les sueurs critiques & de décrire les conditions qu'elles

***

(a) *Rat. Med.* Tome 4, imprimé à Paris
en 1764.

doivent avoir : il ne se borne pas entiérement à la description du pouls,
qu'il appelle pouls simple de la sueur,
il rapporte de plus les observations qui
appuient ses théorèmes.

« Un malade attaqué de la fièvre
» continue... a, vers le soir du quatrième
» jour, le pouls plein, vigoureux, sou-
» ple ; on sent des pulsations beaucoup
» plus pleines, plus molles que les
» autres... A l'entrée du cinq, le ma-
» lade est en sueur : le pouls est encore
» plus plein, plus mol, il a plus souvent
» des pulsations élevées ; la sueur dure
» deux jours consécutifs... Vers le 7,
» le pouls est intestinal, la maladie est
» jugée... Dans une fièvre continue
» avec des redoublemens, la sueur pa-
» roît (avec le pouls critique) vers le
» quinze ; elle dure jusques vers le
» vingt-unième ; & le pouls ayant chan-
» gé ,... la maladie fut terminée... Dans
» une fluxion de poitrine (avec le pouls
» critique), la sueur se montre au sept,
» elle est fort abondante jusqu'au neuf :
» la maladie est terminée vers le onze
» par des évacuations du ventre (précé-
» dées du pouls qui leur appartient (a) ».

(a) Recherches, *Ibid.*

On ne peut, à moins de le vouloir de propos délibéré, prendre ce langage pour celui d'un homme qui ne croit pas à l'exiſtence des ſueurs critiques.

Si le D. de B. n'avoit parlé que des ſueurs critiques, il auroit mal rempli ſon objet : il étoit néceſſaire qu'il dît quelque choſe des ſueurs non critiques, ou qui ne le ſont qu'en partie, des ſueurs ſymptomatiques , des ſueurs mauvaiſes & de nul effet, des ſueurs inutiles ſuivant l'expreſſion d'Hippo-crate.

On ne doit pas, en parlant des ſueurs bonnes, des excellentes, des finales, des complettes, oublier de parler des pernicieuſes, des incomplettes, des partielles, des indifférentes, des habi-tuelles; car il y a des ſueurs de toutes ces eſpèces.

« Il n'y a pas beaucoup de ſueurs *bien* » *critiques* (eſt-il dit dans les *Recherches*) : » elles ne ſont le plus ſouvent que » ſymptomatiques (*a*) ».

Il y a donc, ſuivant le D. de B., des ſueurs bien critiques; mais il n'y en a pas *beaucoup*; la plupart manquent de

____

(*a*) Recherches , *Ibid.*

ce caractère. Mais quel est ce caractère ?
Les sueurs *bien critiques* sont celles qui
jugent complétement , définitivement
& en dernier ressort une maladie , qui
en détruisent entiérement la cause, &
qui sont précédées *du pouls simple de la
sueur.* Voilà , suivant l'esprit des *Recherches*, ce que c'est qu'une sueur *bien
critique :* il n'y en a pas beaucoup de cette
heureuse espèce ; mais il y en a.

Pour prouver qu'il n'y a pas beaucoup
de sueurs bien critiques, le D. de B.
rapporte l'aphorisme suivant d'Hippocrate. « Les sueurs promptes & violentes, *celles même qui arrivent aux
jours critiques* , sont dangereuses , ainsi
que celles qui sortent du front en manière de gouttes, ou de sérosités fort
froides , & qui sont abondantes (*a*) ».

Cet aphorisme enseigne que les sueurs
peuvent même arriver *aux jours critiques* , & n'être pas *bonnes ;* pour qu'elles
soient telles, ce n'est pas assez qu'elles
arrivent aux jours critiques , il faut
qu'elles aient d'autres conditions. Hippocrate a compris cette vérité ; de-là
vient qu'il a averti qu'il ne falloit pas
toujours se fier aux sueurs qui arrivent

______

(*a*) *Aphor.* 4 , *Sect.* 8.
Tome III. IIe *Partie.*   Y

à un bon jour. Ce n'est pas le jour critique seul qui les rend bonnes.

Il est donc, suivant Hippocrate, une espèce particulière de sueurs, qui arrive dans un jour critique, mais qui n'est pourtant pas bonne. C'est cet exemple ou cette vérité que le D. de B. rappelle d'abord, pour prouver qu'il n'y a pas beaucoup de sueurs *bien critiques*.

Si on prend bien garde, on verra que l'aphorisme d'Hippocrate comprend deux, ou peut-être trois espèces de sueurs : 1°. celles qui sont promptes & violentes, & qui arrivent pourtant aux jours critiques : 2°. celles qui sortent du front en manière de gouttes : 3°. celles qui inondent le malade en manière de sérosités froides. Ces trois espèces de sueurs sont suspectes ; c'est Hippocrate qui l'a dit, & le D. de B. l'a dit d'après lui.

Voici une quatrième espèce de sueur non critique, indiquée par Hippocrate, & reconnue par le D. de B., qui rapporte cet autre aphorisme. « Les sueurs qui coulent toujours, font juger que le corps abonde en humeurs, & qu'il faut évacuer (*a*) ».

(*a*) *Hipp. aphor.* 61 , *sect.*

Enfin, 5°. « la fueur (dit toujours
» Hippocrate cité dans les *Recherches*)
» la fueur qui furvient à un fébricitant,
» fans que la fièvre ceffe, eft un mal,
» parce qu'elle fignifie que la maladie
» fera longue (*a*) ».

Ces fortes de fueurs font oppofées
par le D. de B, à celles qu'il appelle
bien critiques. Celles-ci font une claffe
particulière & fort petite, en comparaifon des autres. *Il n'y a pas beaucoup
de fueurs bien critiques.* On voit clairement le fens de cette propofition : *les
fueurs ne font la plupart que fymptomatiques.* Cette propofition eft auffi facile
à entendre que la précédente. Le D.
de B. les étaie de l'autorité d'Hippocrate.

Les *Recherches* indiquent encore une
autre forte de fueur, importante à
connoître. « Le mêlange du pouls pec-
» toral avec celui de la fueur, n'eft pas
» rare : auffi n'eft-il pas rare de voir
» des malades qui crachent & qui fuent
» abondamment en même tems... Le
» pouls ondulent, que les Anciens di-
» foient appartenir à la fueur ... fe trou-
» veroit avoir plus de rapport avec le

____

(*a*) *Aphor.* 56, *fect.* 4.

» *pectoral simple* ... qu'avec l'*inciduus* (ce-
» lui de la sueur bien critique)…. On
» pourroit en inférer que les cas où les
» Anciens ont trouvé le pouls *ondulent*,
» étoient des cas compliqués (ou com-
» posés) d'un double mouvement cri-
» tique qui tendoit en même tems à
» l'excrétion des crachats & à celle de
» la sueur…

» Le pouls de la sueur combiné avec
» les autres espèces de pouls critiques…
» Dans une fièvre continue… le pouls
» est rebondissant, & le malade saigne
» du nez… le pouls devient *inférieur*,
» le ventre coule jusqu'au quatorze.
» Enfin il a paru dans le pouls des iné-
» galités ou des élévations graduées
» qui annonçoient la sueur ; le malade
» a sué abondamment vers le seize…
» Vers le vingtième, toutes ces éva-
» cuations commencent à se faire en-
» semble, & elles se suivent en laissant
» entre elles de fort petits intervalles :
» aussi observe-t-on dans le pouls, les
» signes propres à toutes les crises…
» Dans une fluxion de poitrine, les
» crachats sont abondans & bien cuits ;
» le malade sue beaucoup… le pouls est
» en même tems pectoral, & il indi-
» que la sueur… Le pouls, d'intestinal

» qu'il étoit (vers le onzième jour d'une
» fièvre double-tierce continue) devient
» supérieur, ondulent, élevé, par grada-
» tions ; c'est-à-dire, pouls de la sueur...
» Le malade sue abondamment... le
» pouls devient décisivement pectoral...
» le malade crache des matières bien
» cuites (*a*) ».

Ces crises ou ces évacuations critiques, doubles & triples dans la même
maladie ; ces doubles & triples mouvemens critiques réunis, sont autant
d'objets de réflexion, que l'Auteur des
Recherches offre à ses Lecteurs.

Quant aux sueurs qui sont jointes
à une autre crise, elles sont, suivant le
même Auteur, une sorte de crise mixte ;
ces sueurs, quoique bonnes, ne sont
pas *bien critiques*, c'est-à-dire, complettes, parfaites, & elles ne jugent
pas les maladies, seules & en dernier
ressort. Il est au moins évident qu'elles
diffèrent par quelques nuances, des
sueurs parfaites & *bien critiques*, &
qu'en même temps, elles ne sont ni
mauvaises ni indifférentes, ni simple-
ment symptomatiques ; elles tiennent,
pour ainsi dire, le milieu entre les bonnes

____

(*a*) Recherches, Chap. 22.

Y 3

& les mauvaises, entre les parfaites &
les indifférentes.

Toutes les espèces de sueurs dont
on vient de parler, se présentent chaque
jour dans les maladies ; Hippocrate en
parle souvent, & il les peint sous beaucoup de faces différentes : elles sont
donc dans l'ordre de la nature. Mais
il n'est pas aisé d'appercevoir & de
suivre le fil naturel de cette doctrine
(des sueurs), ni d'évaluer bien clairement tout ce qui se trouve dans les
fastes de l'Ecole de Cos, sur cette
matière (*a*).

Ouvrons ces fastes. On y trouve des
sueurs très-bonnes, *optimus* (*b*) : on y en
trouve de commodes ou utiles, *commo-
dus* (*c*), de mauvaises, *malus* (*d*), de
mortelles, *lethalis* (*e*) : il y en a qui
indiquent que quelque maladie va se
déclarer, *sano morbum significat* (*f*) ;

(*a*) Je dis l'Ecole de Cos, pour ne pas entrer dans aucune discussion sur la différence
des ouvrages légitimes ou apocriphes d'Hippocrate.

(*b*) *Coac. Prænot.*

(*c*) *Ibid.*

(*d*) *Ibid.*

(*e*) *Ibid.*

(*f*) *Ibid.*

qu'il faut purger, ou par le vomissement, ou par le bas, *humorem abducere
oportere significat, forti quidem supernè,
debili verò infernè* (*a*). Il en est d'incommodes, d'inutiles, ou indifférentes,
incommodi (*b*); de froides, de chaudes,
de celles qui occupent la face, le col;
de celles qui jugent les maladies,
& qui arrivent à des jours déterminés, tels que le 3ᵉ, le 5ᵉ, le 7ᵉ, le 9ᵉ,
le 11ᵉ, le 14ᵉ, le 21ᵉ, le 27ᵉ, le 30ᵉ;
le 31ᵉ, le 34ᵉ, *morbos judicant* (*c*): il
y en a aussi de celles qui sont mauvaises, quoiqu'elles paroissent aux jours
critiques (*d*): il s'en trouve de continuelles qui se montrent dès les premiers
jours, & qui cessent au 7ᵉ, au 9ᵉ,
au 14ᵉ ou 17ᵉ jours (*e*). Pythodore guérit & fut pris de la sueur au 8, & il
sua ensuite tous les jours pendant une
Epidémie de sueurs (*f*). Il y a des sueurs
qui sont naturelles, avec une maladie
aiguë, & qui, si la fièvre est légère,
annoncent la longueur de la mala-

____

(*a*) *Ibid.*
(*b*) *Aphor. libr. 7.*
(*c*) *Aphor. libr. 8.*
(*d*) *Prognostic.*
(*e*) *De judication. & Aphor. Libr. 4.*
(*f*) *Epid. Libr.* ».

die (*a*). Les sueurs abondantes dans la fièvre aiguë, sont mauvaises (*b*). Cependant les sueurs jugent les maladies, sur-tout aux jours critiques ; & le 3ᵉ & le 5ᵉ, sont de ce nombre. Il faut encore prendre pour bonnes celles qui fluent de tout le corps , & qui rendent la maladie plus supportable (*c*). Les fièvres sudorifiques du 7ᵉ livre des Epidémies, n'étoient pas mortelles. Les sueurs qui couvrent le col comme des grains de millet, sont mauvaises ; mais celles qui coulent goutte à goutte , sont bonnes (*d*). Il faut même faire attention à la couleur des sueurs (*e*), à leur odeur, à leur consistance. Les sueurs qui coulent peu-à-peu sont bonnes ; celles qui coulent avec grande abondance, nuisent (*f*). Cependant les sueurs jugent favorablement dans un jour de crise. Ceux qui, ayant la fièvre, éprouvent de petites sueurs, des sueurs tenues, sont en mauvais état (*g*), &c.

(*a*) *Ibid.*
(*b*) *De judicat.*
(*c*) *Prognost.*
(*d*) *De judicat.*
(*e*) *Epid. Libr. 6.*
(*f*) *Coac. prænot.*
(*g*) *Ibid.*

Je dis que les caractères de toutes ces sueurs ne paroissent pas assez clairement déterminés dans les Œuvres de Cos, & je vois qu'on y juge souvent des sueurs, d'après l'effet qui s'en est suivi, ou d'après l'événement : on juge la chose jugée.

Je ne veux d'autre preuve de l'obscurité qui règne sur cette partie de la Médecine Hippocratique, que la grande quantité de commentaires auxquels elle a donné lieu, que la manière particulière dont les divers Auteurs se sont expliqués & étendus sur cet objet, en un mot, que leurs diverses opinions & leurs contrariétés.

Opinion du Docteur de Haen, sur les Sueurs.

MONSIEUR SOLEILHET a remarqué que le D. de H. s'étoit fort sagement pourvu, au sujet des sueurs, dans Sennert, dans Riviere, Sydenham, Baglivi, Van - Swieten. Mais ce n'est pas-là la question dont il s'agit ici. Je veux seulement examiner, pour suivre l'histoire des sueurs, comment le D. de H. a vu & présenté cette matière. « Je » vais, dit-il, exposer les règles d'Hip- » pocrate au sujet des sueurs.... Il rap-

» porte les textes du livre des *Pronof-*
» *tics*, & celui des *Coaques....* il paſſe
» enſuite aux exceptions de ces règles
» générales des ſueurs, qui apprennent
» que les maladies ſont quelquefois
» mortelles, malgré les ſueurs, & que
» quelquefois auſſi les maladies gué-
» riſſent ſans ſueur... Il dit avoir ob-
» ſervé dans un ſujet dont il fait l'hiſ-
» toire, une ſueur qui paroiſſoit avoir
» les meilleures qualités poſſibles, mais
» qui ne fut pas critique... Il fait re-
» marquer (comme je l'ai déjà dit),
» qu'Hippocrate avoit appris par un
» grand nombre d'obſervations, que
» les ſueurs étoient d'un pronoſtic
» douteux (*incertæ prognoſcos*) : il cite
» à ce ſujet les exemples de *Chærion*
» & de la femme de *Droméade*, dont
» il eſt parlé dans les Epidémies d'Hip-
» pocrate, qui ne ſe trouvèrent pas
» bien des ſueurs qu'ils éprouvèrent;
» il cite auſſi une de ſes malades, qui
» ne fut jugée que long-temps après
» une ſueur qui ſembloit déciſive ».

C'eſt-là, de l'aveu du D. de H. tout
ce qu'il a à dire ſur la ſueur critique
(*hæc de ſudore critico*) : d'où il ſuit
évidemment que les ſueurs même critiques, lui ſont très-ſuſpectes.

Quant aux fueurs qu'il nomme continues ou fréquentes (*continuo aut frequenti*), jamais il ne les a regardées comme falutaires dans fon Hôpital , *nunquam in Nofocomio falutavimus falutares*) ; & à ce même propos , il prend dans les Epidémies d'Hippocrate les hiftoires d'*Erafinus* , de la femme d'*Euxene* , du fils de *Nicolaüs* , de *Philifcus* , qui moururent des fueurs. Enfuite il rapporte les textes d'Hippocrate fur le compte des fueurs mauvaifes ou pernicieufes. De tout cela le D. de H. conclut , que la méthode des Amateurs des fueurs, dans le traitement des maladies , eft très-contraire à la fienne : il en appelle feulement au témoignage de Boërhaave , de Van-Swieten , de Sydenham ; & il rapporte le cas d'un pauvre Italien qui s'opiniâtra à vouloir fuer , & qui mourut baigné dans fa fueur.

Ainfi parloit le D. de H. il y a environ fept ou huit ans (*a*) : c'eft à quoi fe reduit tout ce qu'il avoit dit jufques-là fur les fueurs ; il les fufpeƈoit, il ne les aimoit point ; il n'avoit point

____

(*a*) *Rat. Med.* Tom. IV , imprimé à Paris en 1764.

Y 6

guéri de malades par leur fecours ; il effayoit de les éviter : il attribuoit les éruptions cutanées au régime chaud. Affurément, fi nous avions eu le malheur de perdre le D. de H. dans le tems où il parloit de la forte , il eût été mis au nombre des ennemis les plus décidés des fueurs.

Il a un peu changé depuis ce tems , & ce chargement eft vraifemblablement dû à M. Soleilhet , dont on peut confulter la difcuffion fur les fueurs. Voici comment le D. de H. s'énonce fur ce même fujet, dans fa treizième partie du *Ratio Medendi*, qui a paru cette année 1771 , à Paris.

« Sudorem die critico falutarem de-
» prehendimus , morbofque judican-
» tem , & fudorem alium corporis uni-
» verfi , licet die critico non profluat ,
» modò levet morbum , agnofcimus
» effe bonum (*a*).... Si Medicinæ ftu-
» diofi.. frequentiorem fudorum cri-
» fim , annis pofterioribus obfervave-
» rint (*b*) ».
Cela ne s'accorde pas bien avec ce que nous venons d'extraire du *quatrième*

(*a*) *XIII. Pars Rat. Med. Cap. I.*
(*b*) *Ib.d.*

Tome du *Ratio Medendi*, où l'on ne dit pas un mot qui soit favorable aux sueurs, & où l'on prend à tâche de rapporter tout ce qui leur est défavorable, en parlant précisément des sueurs critiques.

Ensuite le D. de H. s'exprime de la manière qui suit, dans cette même treizième partie. « Il ne faut jamais » approuver ou louer la sueur dans les » maladies aiguës, si ce n'est lorsqu'elle » est le signe de la crise ou de la coc- » tion (*a*) ».

Il resteroit à savoir si cette dernière proposition est bien d'accord avec la précédente, où notre Auteur admet des sueurs bonnes, quoiqu'elles n'arrivent pas aux jours critiques. Il est au moins certain qu'il paroît revenir à ses premières idées contraires aux sueurs, & qu'il a étendues dans son Tome IV de 1764, comme nous l'avons déjà remarqué. En effet, il répète ce qu'il a dit dans ce quatrième Tome, au sujet d'*Erasinus*, du *Phrénétique*, & autres malades d'Hippocrate, dans lesquels les sueurs ne furent pas favorables.

Je trouve aussi dans l'endroit de la

____

(*a*) *Ibid.*

treizième partie que j'examine, deux autorités, fur lefquelles le D. de H. s'appuie contre le bon effet des fueurs (car il cherche toujours des témoignages contraires). La première autorité eft une réflexion faite fur Hippocrate ; la feconde eft un paffage des Inftitutes de Boerhaave ; ces deux autorités méritent quelque difcuffion.

1°. « Hippocrate (dit le D. de H.) condamne les fueurs précoces ; il n'en a excepté qu'un feul malade dans fes vaftes ouvrages ; ce malade eft *Timochare*, du livre feptième des Epidémies : Timochare fut jugé au troifième jour ; parce qu'il avoit accoutumé de fuer, lorfqu'il fe portoit bien... (*excepit unicum.... Timocharem, quem ideò die 3 fudores judicabant, quòd facilè fanus fudaret* (a) ».

Le D. de H. a oublié cette femme bourrue ou inquiète de Thafe (*Mulier morofa*), qui fut délivrée de la fièvre, la nuit du troifième jour, par une fueur univerfelle & chaude (b). Or, il n'eft point dit que cette femme fuoit habituellement, comme Timochare.

___

(a) *Ibid.*
(b) *Epid. Lib. 3 æg. undecim.*

On peut aussi rappeller ici Périclès d'Abdère (*a*), qui fut jugé complettement par une sueur qui se déclara au milieu du quatrième jour, & par conséquent bien près de la fin du troisième jour.

Enfin Hippocrate a mis le troisième jour au rang de ceux qui annoncent une sueur critique (*b*). Ainsi il n'est pas vrai que les sueurs précoces soient toujours mauvaises. Galien avoit vu plus de maladies jugées par les sueurs, au troisième qu'au quatrième jour (*c*).

Je puis ajouter qu'il n'est pas de Médecin qui n'ait vu des maladies, ou de fortes incommodités, guéries par une sueur abondante, au deuxième & au troisième jours, même dès les premières vingt - quatre ou trente - six heures. L'exemple de *Timochare* n'est pas fort rare : ce malade avoit une sorte de flux muqueux ou séreux, par le nez; il étoit enchiffrené, enfluxionné : cet écoulement s'arrêta, la fièvre survint, & il fut guéri, par la sueur, au troisième jour. Cette observation se renou-

---

(*a*) *Ibid. æg. 6.*
(*b*) *De judicat. & Aphor. Libr. 4.*
(*c*) *In Aphor. Comm. IV. Aph. 36.*

velle souvent parmi nos jeunes gens,
qui passent des nuits & qui font ce
que Timochare fit. Le D. de H. n'a
donc pas bien appuyé son opinion,
cette fois.

Ecoutons notre Maître Baillou, qui
doit terminer cette discussion. « An
» sudor multus, ineunte morbo, tutus
» & salubris ? In plerisque morbis,
» initio, erumpunt sudores multi, qui
» longitudinem morbi non significant.
» Nam cum symptomatum allevatio se-
» quitur, non est dubium quin sudo-
» rum copia ad morbi brevitatem appa-
» reat : meatuum libertatem designat,
» materiæ præparationem, vim naturæ
» maximam (*a*) ».

Cette remarque de Baillou sert de
commentaire au commencement du
septième livre des Epidémies, où il est
dit, « post Canem, febres fiebant sudo-
» rificæ... leniter longæ, & judicatu
» difficiles... Paucis desinebant in sep-
» timo & nono... aliis, undecimo,
» decimo quarto, & decimo septimo...
» Policrati febris & sudor qualis des-
» criptus est... desiit morbus vigesimâ
» secondâ die ». Ces fièvres, où les

(*a*) *Confil. Medic. Lib. 1. Confil. 36.*

fueurs continuelles faifoient le principal accident, n'étoient pas, après tout,
plus longues ni plus funeftes que d'autres; car plufieurs malades moururent
fans fueur, fuivant le *premier & le troifième livres des Epidémies*.

2°. Voyons à quel ufage le D. de H.
emploie le paffage de Boerhaave, dont
nous parlions plus haut.

« Boerhaavius, poft venerandam
» antiquitatem omnem, appofitiffimè
» fcripfit, *Inftit. ff. 425* : fudor in cor-
» pore fano vix adeft, nifi peccato fex
» rerum non naturalium, primo effectu
» femper nocet; per accidens aliquo
» modo prodeft..... Cum itaque (*ajoute*
» *le D. de H*), fudor... in morbo non-
» nifi per accidens, vi fcilicet, aut coc-
» tionis, aut crifeos, conferat, nemo
» non videt fudorem provocatum, fum-
» mè noxium in acutè decumbenti-
» bus (*a*) ».

D'abord il n'eft pas vrai que toute
l'antiquité (*antiquitatem omnem*), ait
penfé comme Boerhaave, ainfi que le
D. de H. l'affure; en voici la preuve.

Les Ecoles anciennes examinoient
fi la fueur étoit une évacuation natu-

(*a*) *XIII. Pars Rat. Med. Cap. 1.*

relle ou non : elles remarquoient qu'au
rapport de Galien (*a*) le Médecin
Diocles avoit autrefois soutenu que la
sueur étoit toujours contre nature dans
l'état de santé , d'autant qu'on ne sue
pas l'hiver où l'on est très-vigoureux ;
au lieu qu'on sue en été , où l'on est
moins fort. Il est vrai que Diocles pensoit comme Boerhaave : mais, suivant
Galien , c'étoit une opinion outrée
(*videtur esse dura opinio* , & *præter re-*
rum evidentiam) (*b*).

« La matière de la sueur est la même
» que celle de l'urine ; l'une supplée à
» l'autre. La peau a des issues néces-
» saires pour mettre dehors des sucs
» excrémentiels. La sueur arrive sans
» aucune sorte de maladie, de même
» que de légers cours de ventre : il **y**
» a des évacuations naturelles qui ne
» se font que de tems en tems ; telle
» est celle de la sueur, & le suintement
» des narines. La nature a ·donné aux
» animaux deux sortes d'organes : les
» uns leur sont habituellement néces-
» saires : l'usage des autres , qui a

(*a*) *Galen. Aphor. Comment. & Libr. de*
different. symptomat.
(*b*) *Id. Ibid.*

» lieu seulement en certains tems,
» sert à l'entretien de leur santé ;
» de ce nombre sont les organes de la
» sueur. On doit enfin distinguer, avec
» Galien, un effort un peu considé-
» rable, propre à faire suer, d'un état
» de maladie, ou contre nature, qui
» produit le même effet ».

Ainsi s'expliquoient les vieilles Ecoles sur cette question : je ne fais que
traduire une des controverses rapportées par Valles (a).

J'ai donc eu raison de-dire que toute
l'antiquité (*antiquitatem omnem*) , ne
pensoit pas comme Boerhaave, au sujet
de la sueur d'un corps sain. Quant au
fonds , je n'ai jamais pu me persuader, malgré l'autorité de Boerhaave,

---

(a) *Vallesii Contravers. Libr. v. Cap.* 3.
Sennert n'est pas entièrement de l'avis de
Galien & de Valles : il paroît préférer celui de
Diocles, quoiqu'il soit forcé de convenir qu'il
y a des gens sains qui éprouvent des sueurs,
sans que leur santé en souffre. *Instit. Medic.
Libr. i. Cap.* 9. Gordon avoit déjà soutenu
la même opinion que Valles ; & le Médecin
François s'exprimoit plus clairement que l'Es-
pagnol. *Gordon de Prognost. particula* 4. Zacutus Luzitanus admet des sueurs naturelles.
Prax. Hist. lib. ultim. Silvius D éleboë pensoit
comme Boerhaave , &c.

qu'il fallût regarder comme une maladie, grande ou petite, tant de fueurs
dont j'ai été témoin, dans nos Provinces, en voyant les jeunes perfonnes
de l'un & l'autre fexe danfer, & prendre
d'autres divertiffemens. Je n'ai jamais
pu me perfuader, que de légères fueurs
qu'éprouvent certaines perfonnes, d'une
habitude un peu lâche, mais d'ailleurs
bien organifées pendant les chaleurs
de l'été, puffent être regardées comme
un état contre nature. Je fais qu'il n'y
a que trop de fujets qui fuent aifément,
par un fonds de maladie interne; mais
je ne parle pas de cette efpèce d'ado-
lefcens, qu'une mauvaife conftitution
rend vieux dès l'âge de quinze ans, &
qu'un Médecin expérimenté diftingue
aifément de ceux de leur âge. Je fais
auffi qu'il y a des gens très-bien conf-
titués, fujets à des fueurs habituelles,
qui fuppléent à d'autres excrétions.

Boerhaave prétend encore que dans
les perfonnes faines, la fueur eft toujours nuifible de fa nature, & qu'elle
ne procure quelquefois, quelque bien,
que par accident (*primo effectu, femper
nocet ; per accidens, aliquandò prodeft*).

Voilà, fi je ne me trompe, une

distinction, qu'on ne saisit qu'avec bien de la peine, ou même qu'on ne sauroit bien entendre. Le D. de H. appelle pourtant cela *appositissimè scribere :* il étoit fait au langage de son Maître ; cela est bien naturel à imaginer. mais quel profit pouvons-nous retirer de ces leçons, que nous n'entendons point ?

La sueur produiroit-elle le mauvais effet que Boerhaave lui attribue, parce qu'elle dépouilleroit le sang d'une portion de sérosité, & des particules salines, qui sont nécessaires à sa constitution ? L'urine est évidemment dans le cas de la sueur : pourroit-on dire que l'évacuation de l'urine *nuit toujours de sa nature, & qu'elle produit de bons effets quelquefois par accident ?*

Le passage suivant, qui est du D. de H., ne s'entend guère mieux que celui de son Maître : *sudor in morbo non confert, nisi per accidens, vi scilicet, aut coctionis, aut criseos.* Ce langage me donne tout à fait lieu de croire que l'Auteur n'aime pas les sueurs, quoiqu'il ait dit qu'il en reconnoissoit de critiques & de bonnes (*sudorem die critico salutarem deprehendimus........ sudorem modò levet, agnoscimus esse*

bonum). Mais il affoiblit la force de
cet aveu, en ajoutant que les fueurs
ne font favorables que par accident
(*non confert fudor nifi per accidens*).
Ne pourroit-on pas foutenir, en rétor-
quant la propofition, que les fueurs,
quelles qu'elles foient, ne font mauvaifes que par accident, *nunquam no-*
cent nifi per accidens ?

Laiffons ces maigres diftinctions à
l'Ecole; elles me paroiffent trop recher-
chées pour notre fiècle. Elles peuvent
tout au plus fervir de commentaire &
de pendant à ce petit galimathias de
Jerôme Cappivacius : « fudor non eft
» ita fecundùm naturam, ut non fit
» præter naturam; neque ita præter
» naturam ut non fit fecundùm natu-
» ram. Sudor neque toto genere fecun-
» dùm naturam, neque toto genere
» præter naturam... fecundum quid, fe-
» cundùm naturam, fecundùm quid
» præter naturam ». *Enarat. fect. 1.*
aphor. Hipp.

Comparaifon des trois opinions fur les
fueurs (celle du Docteur Freind, celle
du Docteur de Bordeu, & celle du
Docteur de Haen).

LE D. de F. penfe que les fueurs

critiques font uniquement l'ouvrage de la nature, l'effet de la guérifon, autant que fa caufe, & que l'Art ne doit pas tenter de les procurer par des remèdes actifs. Il prétend qu'elles n'offrent aucune indication à fuivre dans le traitement fuivant : fuivant lui, Hippocrate les a regardées fur ce pied ; puifqu'il n'ordonnoit pas de remèdes fudorifiques. F. part de-là, pour défapprouver le traitement chaud & fudorifique, dans les maladies aiguës, en avouant pourtant que des fudorifiques légers peuvent devenir favorables, lorfqu'ils font bien ménagés & bien appliqués.

Voilà une opinion affez claire, & particulière à F.: on y découvre l'homme d'efprit qui a effayé de débrouiller ce qu'Hippocrate a dit des fueurs dans fes ouvrages légitimes (car F. ne fait point cas des ouvrages apocriphes d'Hippocrate). Je ne fais fi le germe de cette opinion de F. ne fe trouve pas dans Galien, & fi Sennert ne l'auroit pas depuis tranfcrite.

Hippocrate avoit mis les fueurs au nombre des excrétions qui annoncent les événemens des maladies (a). Galien,

____

(a) *Aphor.* 12. *Libr.* 1.

en traitant la même matière, ne parle pas des fueurs (*a*). C'eſt la remarque de Sennert, qui penſe que l'aphoriſme d'Hippocrate regarde les ſignes de la coction : ces ſignes, ajoute Sennert, ne ſauroient être fournis par les ſueurs ; il y a au contraire des ſignes particuliers, qui font juger de la valeur des ſueurs ; elles ne peuvent indiquer la coction ; mais les ſignes de la coction ſervent à juger les ſueurs (*b*).

Ces énoncés, quoiqu'un peu obſcurs, font préſumer que Galien & Sennert mettoient quelque différence entre les ſueurs & les autres excrétions, eu égard à leur valeur, pour les fonds de la maladie, de même qu'à l'égard de ce qu'elles annoncent pour les ſuites.

F. faiſoit moins de cas des ſueurs, que de toutes les autres évacuations critiques : il ne les regardoit pas comme une ſource d'indications pour l'application des remèdes : il cherchoit à s'appuyer de l'autorité d'Hippocrate même.

Telle eſt, encore une fois, l'opinion de F. : telle eſt ſa manière de penſer, dont il ne s'agit point ici de diſcuter le mé-

---

(*a*) *Lib. 1. de Criſ. Cap. 7. & 8.*
(*b*) *Inſtit. Libr. 3. pars 3. Cap. 1.*

rite.

rite. Je n'ai befoin que d'une expofition fimple de cette opinion : je dois
pourtant parler d'une remarque de Da-
niel Leclerc, qui femble directement
oppofée au fyftême de F.

Leclerc (a) parle de fudorifiques or-
donnés par Hippocrate : il cite le premier livre *de Morb. Mulier.* où il eft
dit : *fatiùs eft urinam & fudorem provo-
care :* il remarque auffi qu'Hippocrate
(*Epid. Libr. 6. Sect. 2.*) propofe de
provoquer la fueur en arrofant la tête
du malade, avec de l'eau chaude ; &
qu'on lui faffe enfuite boire du vin, &
qu'on le couvre bien.

Enfin Leclerc convient qu'Hippocrate
ne faifoit fuer que dans la fièvre qui
provient de laffitude. F. convenoit de
cette dernière prétention d'Hippocrate,
& il ne la défapprouvoit pas ; mais il
ne vouloit pas qu'on en pût exciper
pour l'ufage des fudorifiques dans toute
forte de fièvres. Je le répète, F. s'étoit
borné à parler des ouvrages légitimes
d'Hippocrate.

Le D. de B. a cherché la liaifon &
le rapport des fueurs avec le pouls.
La route qu'il avoit à fuivre, étoit tra-

_____

(a) Hiftoire de la Médec. Chap. XX.

cée par tous les Médecins, depuis Galien : tous difoient à-peu-près comme Sennert, que la fueur critique eſt précédée d'un pouls, mol, ondulant, fluctuant (*jam jam prorumpentem... ſudorem criticum... pulſus mollis, undoſus, fluctuans... ſignificat* (a).

Gordon avoit mieux que tous les autres Galéniſtes, obſervé la connexion ſingulière qui ſe trouve entre le pouls & les ſueurs, & même les autres criſes : « pulſus undoſus ſignificat criſim per » ſudorem... Cognoſcitur... utrum cri- » ſis venerit ad ſalutem vel ad mortem, » & cognoſcitur per hunc modum : ſi » continue poſt criſim addit pulſus » magnitudinem, vel fortitudinem & » ordinationem, tum criſis facit ad » bonum... Si autem pulſus addat par- » vitatem, debilitatem, occultationem » & inordinationem, procul dubio » criſis fuit ad malum, & ſignificat » mortem (b) ».

Il falloit, dans un *traité du Pouls*, faire l'application de ce précepte aux phénomènes des ſueurs : cette doctrine de l'Ecole de Galien, conſacrée par

____

(a) *Sennert Inſtit. Libr. 3. part. 3. Cap. 16.*
(b) *Gordon de pronoſtic. particula 4.*

l'autorité de tant de Médecins, exigeoit une scrupuleuse attention, dans un tems où le Galénisme paroissoit entiérement décrié par les vives & sévères décisions des Méchaniciens (a).

Le D. de B. avoit aussi (dans l'histoire du pouls & des sueurs) un si beau passage de Cælius Aurelianus à suivre & à commmenter, qu'on seroit fondé à lui faire des reproches, s'il eût manqué de se servir de cette occasion. Voici ce passage de Cælius : « diaphoreticis sudo- » ribus (colliquativis ex dissolutione), » magis parvus atque creber, & imbe- » cilli, & inanis pulsus invenitur; tho- » rax etiam gravatus, cum respiratione » frequenti & jactatione ac despon- » sione animi, vocis etiam tenuitate, » attestante pallore. Rectè autem sudan- » tibus (in sudoribus criticis) pulsus » erectior, respiratio facilior, ac levior » efficitur, & in somno prona delec- » tatio, & omnium adversorum mi- » nutio, cum animi atque corporis re- » levatione (b) ».

(a) « Emolumenti plurimùm, neque tamen » minùs damni , bonæ arti attulit Galenus, » *Boerh. Instit.* ».
(b) *Acut. morb. Cap. 36.*

C'eſt ce qui peut s'appeller un aphoriſme parmi les Connoiſſeurs : je crois
que le D. de B. en a fait le texte de
tout ce qu'il a dit ſur le pouls de la
ſueur. Il n'y a pas, dit-il, beaucoup de
ſueurs bien critiques ; elles ne ſont le
plus ſouvent que ſymptomatiques. Le
pouls critique & ſimple de la ſueur,
ne ſe trouve pas bien ſouvent ; peu de
ſueurs ſont aſſez critiques, pour juger
une maladie, par un ſeul ou principal
effort ; elles ſont le plus ſouvent accompagnées du pouls non critique. Le pouls
de la ſueur ſe trouve auſſi mêlé avec
d'autres pouls critiques ou non critiques qui ſont imparfaitement, ou incomplettement critiques, ou à moitié
ſymptomatiques.

Cette opinion du D. de B. eſt expo-
ſée clairement dans les *Recherches*,
pour ceux qui les liſent avec attention :
c'eſt, pour ainſi dire, avec ce flambeau,
qu'il a entrepris de diſſiper l'obſcurité
du grand nombre de paſſages de l'Ecole
de Cos ſur les ſueurs : c'eſt le guide
qu'il a pris, pour claſſer la grande
quantité de ſueurs qui ſe trouvent
journellement dans les maladies & dans
les incommodités.

Les ſueurs bien critiques ſont accompagnées d'un pouls développé & critique : les fueurs fymptomatiques ne le font point ; leur pouls eft pour l'ordinaire, muet & non critique, ferré. Ces deux efpèces de fueurs font donc affez diftinctes par leurs pouls refpectifs, outre les autres fymptomes qui les accompagnent, & dont le D. de B. a emprunté la defcription dans Hippocrate.

Une chofe fingulière, tirée auffi d'Hippocrate, eft que de mauvaifes fueurs arrivent quelquefois aux jours plus fpécialement marqués pour les crifes heureufes, ou aux jours critiques. Ainfi il ne faut pas précifément juger des fueurs, par le jour de la maladie où elles arrivent, mais par les fymptomes heureux ou malheureux qui fe joignent à elles, & fur-tout par le pouls qui les précède, & qui les annonce. Si le pouls eft bon, la fueur eft ordinairement bonne : s'il eft mauvais, la fueur eft ordinairement mauvaife.

Telle eft la doctrine du D. de B., fur les deux premières claffes de fueurs ; 1°. celles qui font complettement & abfolument bonnes pour l'ordinaire ; 2°. celles qui font entièrement mauvaifes & inutiles pour l'ordinaire.

Quant aux sueurs mixtes, moitié bonnes & moitié mauvaises, qu'on peut aussi appeller incomplettes & imparfaites, irrégulières, demi-critiques & incommodes, suivant l'expression d'Hippocrate, elles forment, selon le D. de B. une troisième classe beaucoup plus nombreuse que celle des sueurs bien critiques, & même que celle des mauvaises. Cette classe (dont les Auteurs ont dit quelque chose) se distingue aussi par le pouls, & il est alors, non point de l'espèce des pouls simples & critiques, ni de celle des pouls d'irritation, convulsifs & non critiques, mais de l'espèce des pouls composés & compliqués. Ils sont composés, lorsqu'à la crise des sueurs, il se joint une autre crise favorable, qui se montre aussi par le pouls. Ils sont compliqués, lorsque la crise est suspendue par un état d'irritation dominant, qui retient le pouls dans le rithme d'irritation, ou qui l'y fait tomber plus ou moins fréquemment dans le cours des redoublemens. Cette troisième espèce de sueurs annoncée dans les *Recherches*, peut se confirmer par l'autorité des observations d'Hippocrate,

Remarques sur quelques maladies rapportées dans les Epidémies d'Hippocrate, & dont les sueurs partagèrent la guérison avec d'autres crises.

HÉROPHON eut une sueur inutile & non critique au sixième jour ; elle fut meilleure au neuvième, & plus complette vers le dix-septième. Cette crise se fit à coups redoublés, & par une suite d'efforts réitérés ; il se forma une grosseur à l'aîne, vers le huit, qui n'aboutit pas, & les urines charrièrent un peu d'hipostase. Cette crise par la sueur, ne fut donc pas parfaite. D'ailleurs, si on y prend bien garde, on verra qu'Hérophon étoit un de ces malades dont les évacuations critiques & bilieuses se font pendant la convalescence : on a lieu de penser qu'il avoit le pouls variable, plus acritique que critique, fort irrité du côté gauche, à cause de l'état de la rate qui joua un grand rôle dans cette maladie : il est surprenant qu'il ne saigna pas du nez, & de la narine gauche ; l'effort se porta vers l'aîne & les jambes. Hérophon étoit de ces mélancoliques bilieux, sujets à des crises partielles & incomplettes.

Cléonactis qui saigna beaucoup au

quatre-vingtième jour, avoit éprouvé
jufques-là plufieurs commencemens de
crifes, des fueurs paffagères dans les
trois premières femaines : un vomiffement de bile jaune vers le vingt-quatre :
des faignemens de nez irréguliers, depuis le trente, jufqu'à la fin de la maladie ; fes urines furent affez louables
vers le quarante & les jours fuivans,
leur fédiment fut bien critique vers le
foixante. La fièvre étoit irrégulière &
fans ordre, elle étoit de l'efpèce de
ces fièvres difficiles, qui ne fe dénouent
que par des efforts redoublés, & dont
la matière de la coction fe vuide par
plufieurs organes : la fueur ne parut
bien complette, qu'après que toutes
les autres petites crifes fe furent faites ;
la fièvre fut vive, après un friffonnement
qui eut lieu vers le quatre-vingtième
jour : cela nous dénote que le pouls
fe refferra dans le friffon, qu'il s'éleva
enfuite & le développa, & porta à la
fueur. Vers le foixantième jour, au
contraire, la fièvre parut ceffer, & ce
fut pendant cette forte d'intermiffion,
que les urines entraînèrent beaucoup de
fédiment ; c'eft-à-dire, que la crife des
reins donna au pouls une forte de pe-
titeffe & de foibleffe, qui nous indique

le pouls critique des urines. Le pouls de Cléonactis fut sans doute, pendant le cours de la maladie, serré, embarrassé, variable, portant souvent au nez, inconstant, &c.

Méton eut, dès le deuxième jour, d'amples évacuations du ventre : le saignement de nez commença au quatre, & augmenta le cinq; la sueur se déclara ce jour-là, elle fut évidemment jointe au saignement de nez. La fièvre parut se relâcher après l'évacuation du deuxième jour ; elle augmenta le quatre aux approches du saignement de nez. Méton eut apparemment le pouls fort développé dès le premier jour ; resserré & portant au ventre avec irritation, le lendemain, supérieur & nazal vers le cinq; & lors de la sueur, il fut composé du double caractère, du saignement & de la sueur : il demeura tendant au rithme du saignement de nez, même pendant la convalescence ; car il y eut une continuation d'évacuation de sang par les narines.

Nous voyons tous les jours de ces sortes de pouls qui portent au nez, pendant tout le cours de la maladie : notez qu'il n'y eut point ici d urines

Z 5

bien cuites; elles eurent lieu pendant la convalefcence.

Méton a fouvent fourni le prétexte de faire des faignées; bien des Commentateurs ont cru qu'il avoit été jugé par l'hémorragie; il le fut auffi par la fueur: il éprouva une crife mixte, & fûrement fon pouls fut de l'efpèce compofée.

La claffe des Métons eft nombreufe parmi les jeunes gens, & ordinairement la toux & la crife de la poitrine fe mettent de la partie chez nos Citadins, qui n'ont pas l'habitude de refpirer le grand air.

La femme groffe de trois mois, fua vers le quatorze, & au cinq: mais aucune de ces deux fueurs ne fut parfaitement critique; la chofe eft évidente à l'égard de celle du cinq, puifque la maladie continua. Quant à la fueur du quatorze, elle fe joignit immédiatement à un vomiffement de matières jaunes; elle fut une crife mixte & difficile; la malade rifqua beaucoup de faire une fauffe-couche, qui pourtant n'arriva point; à moins que quelques reliquats de la maladie, ne l'occafionnaffent dans la fuite. Nous n'aurions point eu une entière confiance dans cette crife.

Quel dut être au refte l'état du pouls de cette femme ? Premièrement, il confervoit le caractère de la groffeffe, qui porte un fonds de gêne. En fecond lieu, il fut fupérieur, portant vers la tête; on le juge par les divers fpafmes douloureux établis vers cette région : il paroît par la defcription même d'Hippocrate, que la fièvre augmenta aux approches de la fueur; ce qui indique que le pouls prit le caractère de cette évacuation, mais avec un fonds d'irritation que fait préfumer la fuite d'accidens nerveux qu'éprouva cette femme. Il y avoit auffi le caractère propre à la plénitude d'eftomac, qui fe dégagea enfin par un vomiffement critique.

Nos Praticiens ont le courage de faire vomir les femmes groffes ; ce qui leur réuffit lorfque le pouls eft bien ftomachal ; s'il portoit en bas & à la matrice, ils cauferoient la fauffe-couche. J'en ai vu qui, en pareil cas, craignoient que l'accouchement feul ne dût être le vrai terme des crifes complettes; tant ils font perfuadés qu'un pouls habituellement gêné, comme dans la groffeffe, ne permet pas de bonnes &

de franches coctions, & des évacuations plénières, comme il en faut dans
les maladies confidérables. On doit,
en ce cas, bien diftinguer les mala-ies
nerveufes des humorales, des incommodités, & des plénitudes fimples d'entrailles.

Mélidie fut entiérement jugée vers
le onze, 1°. par un dépôt blanc dans
les urines ; 2°. par la fueur qui avoit
déjà paru le fept, & qui n'avoit fait
que fufpendre la fièvre. D'ailleurs les
évacuations du ventre durèrent & furent
un peu bilieufes, pendant le cours de
la maladie. Enfin les règles parurent,
quoiqu'en petite quantité, dès les quatre
ou cinq premiers jours. Affurément
c'étoit-là une crife qui ne fe fit point
d'un feul jet, & par la fueur uniquement. Le pouls qui vraifemblablement
portoit à la tête, dès les premiers jours,
eût amené une hémorragie du nez, fi
l'effort n'eût abouti aux règles ; ce qui
arrive affez communément. La fièvre
parut moindre, nous euffions trouvé le
pouls profond dès la fin du fept ; à quoi
les évacuations continuelles eurent fans
doute part, puifqu'elles portoient de
concert avec les règles le pouls vers le
bas : il fe releva fans doute aux appro-

ches de la fueur. Vers le onze la fièvre reprit, quoiqu'Hippocrate ne le marque point : mais cette vérité fuit néceffairement de la nature de la chofe, & de ce qu'Hippocrate dit, qu'au fept, la fièvre ne fit que décliner comme par intermittences; elle dura donc, elle reprit, & il y eut, vers le onze, quelque effort, marqué par le pouls, vers l'extérieur; cet effort étoit mafqué par les évacuations qui continuèrent de fe faire. Les filles qui font dans le cas de Mélidie, & dont les règles coulent dès les premiers jours d'une maladie, font, parmi nous, incomplettement jugées jufqu'au bout du mois, lors des autres règles, ou des fuivantes.

Périclès eut au premier jour, une abondante hémorragie du nez ; dès le troifième, les urines furent cuites, & dépoſèrent beaucoup : la fueur parut au quatre, & elle fut chaude, abondante & univerſelle; elle forma la plus grande partie de la crife, qui fut pourtant ébauchée par l'hémorragie, & precédée par la coction des urines.

Il n'eſt pas difficile de peindre le pouls, tel qu'il fut dans cette maladie : les Péricles font parmi nous, non moins connus que les Méton. Le pouls por-

toit au nez, il étoit fort & rebondiſ-
ſant, dès le premier jour, pendant
l'hémorragie qui fut abondante; elle
ne diminua pourtant pas la fièvre : ce
qu'Hippocrate remarque, en diſant que
la fièvre étoit pourtant plus forte;
comme s'il eût été étonné de cette
circonſtance.

Nous aurions ſans doute trouvé le
pouls ſupérieur, véhément & nazal, &
enſuite plus développé, plus critique
juſqu'au trois : alors la fièvre diminua;
ce qui indique que le pouls devint
plus intérieur, plus portant aux entrailles : il y eut ſans doute un redoublement qui décida le pouls à une ſueur
d'autant plus critique, que le dévoiement bilieux ne ſe mit pas de la partie. Il ne faut pourtant pas croire que
les Péricles, quoique bien jugés au
milieu de la première ſemaine, ne
traînent ordinairement, juſques vers
le neuf & le onze, juſqu'à ce que la
bile ait coulé. Hippocrate remarque
que celui dont il fait l'hiſtoire, n'eut
point de récidive : il ſavoit, comme il
eſt vrai, qu'une telle récidive eſt ordinaire. Ce malade eſt un de ceux que
le D. de B. doit regarder comme étant
le plus décidément diſpoſé à la criſe

de la sueur, & d'une sueur bien critique, des plus critiques.

La Vierge d'Abdère fournit un exemple d'une sueur qui se fait en deux fois; elle parut au vingtième jour, & elle se fit abondamment au vingt-sept : les règles eurent lieu dès le premier quartenaire, & ce fut pour la première fois : les évacuations du ventre se soutinrent en bon état depuis le sept. Il y eut un saignement de nez abondant vers le 17, & un léger au vingt.

Ici deux fortes hémorragies, celle des règles & celle du nez, se joignirent à deux fortes sueurs.

Les exemples de ces sortes de jeunes filles qui regorgent de sang au moment de leurs règles, sont si communs, qu'il n'y a rien de si aisé, que de s'assurer de l'état de leur pouls, qui est tendu, quoique développé, rebondissant, plus ou moins inégal; ces caractères se joignent aisément à ceux de la sueur critique : il y a des malades de l'espèce de celle dont il s'agit, qui suent toujours.

Remarquez qu'Hippocrate, dans son histoire, n'oublie pas de dire que la fièvre reprit trois jours avant la sueur, & qu'elle tomba ensuite. Nous eussions

vu le pouls passer de l'état de l'hémorragie à celui de la sueur, en prenant
un surcroit de souplesse & de développement : ce qui est une bonne marche.
Aussi la sueur de la Vierge de Larisse
est-elle, comme celle de Péricles, de
l'espece des moins compliquées, ou
des plus exactement critiques. Le nombre des jeunes Vierges de Larisse est
infini, mais elles ne sont pas toutes
aussi heureuses que le fut celle d'Hippocrate. En pareil cas, lors de l'effort
des premières regles qui se combine
avec la fièvre, les hémorragies sont
souvent symptomatiques, de même que
les sueurs. On a trop coutume, communément, de préparer par des remèdes, cette crise qu'on desire tant
de voir éclorre ; on se presse d'aller au-
devant de la nature, qu'on détourne
de son ouvrage.

Anaxion ; son histoire est célebre,
par la maniere dont Hippocrate se con-
duisit dans le traitement. Ce malade
éprouva une sueur universelle & dé-
finitive, au trente-quatrième jour; il
avoit eu une première sueur au vingt,
& celle-ci avoit fait tomber la fièvre.
Le onze fut aussi rendu remarquable
par une sueur legere à la tête.

Voilà donc trois fueurs dans le cours d'une maladie ; mais elles furent traverfées par d'autres crifes non moins utiles. Il y eut, dès le onze, des crachats plus liquides qu'ils ne l'avoient été jufques-là : ils s'épaiffirent & commencèrent à être cuits vers le dix-fept. Au vingt-cinq, le crachement de matières bien cuites, fut abondant ; le fédiment des urines fut auffi abondant & blanc. Ce n'eft qu'après cette crife de la poitrine, & des urines, que celle de la fueur fut complette. Ainfi les crachats firent ici la meilleure partie de la crife, de même que les urines.

Anaxion étoit attaqué d'un point de côté, avec de la toux, fans crachement de fang : la fièvre étoit vive : il fut faigné du bras au huitième jour : cette faignée a donné matière à mille raifonnemens, dont l'examen n'eft pas de ce lieu : nous l'aurions pratiquée plutôt ; nous aurions commencé au huit le traitement des accidens de la poitrine, c'eft-à-dire de la douleur, de la difficulté de refpirer, de l'abfence des crachats, par l'émétique & un véficatoire fur le côté. La faignée ne dérangeat-elle pas la crife ? J'ai vu des Médecins qui le penſoient : ſans la *ſaignée*, les crachats ſeroient venus plutôt ; la ſueur du onze eût été plus complette.

Les Anaxions ſont très-communs parmi nous ; nous leur trouvons le pouls très-irrité dans les commencemens ; vers le déclin de la maladie (lors de l'expectoration & de la ſueur) ondulant, développé, mol, mêlé du caractère de la ſueur, & de celui des crachats. La fièvre, dit Hippocrate, reprit au vingt-ſept, & les crachats furent cuits. Cela veut dire que le pouls ſe développa, & que la reſpiration devint meilleure. Ce redoublement du trente-quatrième jour, amena enfin la ſueur, & la maladie finit.

Il reſte ſouvent de la toux à nos Anaxions, ſur-tout à ceux dont les évacuations critiques, les crachats & les ſueurs ont été ſuſpendues, ou rendues pareſſeuſes par les ſaignées & les purgations. Il eſt remarquable qu'Hippocrate ne dit rien des évacuations du ventre : il n'eſt pas poſſible qu'il n'y en eût pendant trente-quatre jours que dura la maladie : Hippocrate n'étoit occupé que de la poitrine. On détermineroit difficilement bien de nos Médecins à procéder ainfi. Quoi qu'il en foit, la crife d'Anaxion fe fit par les urines, par les crachats & par la fueur.

Nicodème éprouva une fueur abondante, chaude & univerfelle, au vingt-quatrième jour : la maladie fut jugée ; mais ce jugement fut aidé par un écoulement abondant d'urine blanche , & qui dépofa beaucoup : la crife avoit auffi été préparée au vingt , par une première fueur. Il eft donc vrai que Nicodème eut une fueur des plus critiques ; mais indépendamment des urines, critiques auffi, Nicodème vomit beaucoup de bile dès le fecond jour. D'ailleurs la maladie fe montra avec beaucoup d'irritation & de douleur à la région épigaftrique. Ces accidens nerveux furent difficiles à vaincre, & ils durèrent jufques vers le vingt ; ce qui n'eft pas furprenant : Nicodème étoit un débauché qui avoit bu du vin, & fait des excès de femmes; il reffembloit à beaucoup de nos jeunes gens dont l'eftomac & toute fa région font, pour ainfi dire, meurtris par des efforts exceffifs.

Il y a plus de vingt-cinq ans , qu'un jeune homme, attaqué de la maladie de Nicodème, fut traité à Montpellier par l'ufage du quinquina (*a*), qui ne faifoit qu'aggraver les fymptomes : c'en étoit fait de ce jeune homme, fans le fecours de M. Fizes, qui fut appelé heureufement, & qui bannit le quinquina, pour y fubftituer de légers laxatifs, muqueux & aigrelets, en grand lavage : ces petits remèdes ne dérangèrent point les fueurs, & le malade guérit.

Au refte, Nicodème avoit apparemment le pouls fort irrité, fort variable, portant à l'eftomac, dans les premiers tems ; il ne fe développa, il ne devint critique, qu'au déclin de la maladie, vers le 21 ; & ce développement, qui

---

(*a*) NOTE DE L'EDITEUR. Ce traitement auroit fort plu à M. de H., partifan du quinquina, comme il l'eft (*voyez ci-deffus, pag. 300*), il doit nous dire pourquoi ce malade trouva mieux fon compte à quitter le quinquina, qu'à en faire ufage. Peut-être que beaucoup de malades de M. de Haen, auroient eu befoin de quelques vifites de M. Fizes, ou de quelqu'autre de nos Médecins, qui favent évaluer les prétendus miracles du quinquina, & qui ne mettent pas dans le nombre des hauts faits de ce remède, les guérifons des maladies qui peuvent fe faire, & qui fe font journellemet fans fon ufage.

fut marqué par la crife des urines, amena pourtant la fueur.

Nous trouvons ces fortes de caractères au pouls de nos jeunes débauchés, lorfqu'ils font malades, comme Nicodème : il y en a plufieurs qui faignent du nez, & font foulagés de la tête. Celle du malade d'Hippocrate, fut dégagée par le vomiffement, qu'il eût peut-être été très-dangereux de preffer par l'émétique : c'eft un des cas où ce remède qui femble indiqué par fa nature, eft le plus difficile à manier. L'épigaftre eft dans un état de fpafme opiniâtre, qui exige du ménagement, & qui eft difficile à dénouer. Hippocrate a auffi manqué dans cette occafion de parler des évacuations du ventre.

La Vierge de Lariffe fut à l'égard des règles, dans le cas de celle d'Abdère : elle les eut pour la première fois au milieu de la maladie : elle faigna auffi abondamment du nez au fix, & dès le troifième jour, fon ventre devint très-libre. La fueur fe déclara avec le faignement de nez, & elle fut bien critique. Cette crife fut donc compliquée, & fans doute le pouls portoit au nez & aux règles, & enfuite à la

ſueur, avec un fonds d'irritation, tirant
à l'intérieur. L'hémorragie ſauva la
tête, de concert avec la ſueur : la maladie parut terminée, ſans que les urines
euſſent charrié. Nous les voyons ſouvent
fournir un dépôt abondant, dans le
tems de la convaleſcence. Les Vierges
de Lariſſe ſont fort communes dans
nos Provinces méridionales.

Je pourrois encore rappeller la femme
bourrue de Thaſe, dont la fièvre augmenta du deux au trois ; ce qui fut
ſuivi d'une ſueur abondante, qui par-
tagea la criſe avec l'apparition des règles. Mais la criſe ne fut vraiſemblablement parfaite, qu'au bout de quelques jours. Les urines étoient encore
noires vers le trois, lors de la ſueur ;
du reſte cette femme avoit une furieuſe
doſe d'irritation, ſa maladie étoit émi-
nemment nerveuſe, & la ſuite du chagrin. Cette claſſe de malades eſt très-
commune parmi nous, & lorſqu'on les
charge de remèdes, on procure des
fièvres nerveuſes, malignes, longues,
ſuivies d'une convaleſcence qui ne finit
point. C'eſt un des cas où l'Auteur des
Recherches doit trouver le pouls égaré,
fol, rebelle au développement, ſuſpect
& difficile à déterminer.

Pythion, le prêtre (*a*), éprouva aussi au dixième jour, une crise mêlée de sueurs & de crachats, & vers le quarante, un dépôt au fondement: il avoit des selles bilieuses vers le quatre. La sueur ne fut que pour une petite partie dans sa guérison.

Chærion (*b*) eut une sueur d'assez bonne espèce au sept; elle fut précédée d'un accès de fièvre considérable, ce qui va bien avec l'histoire du pouls. Au quatorze la même scène recommença, le malade eut un accès de fièvre, qui fut suivi de la sueur: même chose le dix-sept. Il y eut à travers ces accès de sueurs, des vomissemens, des évacuations: ainsi la crise fut fort partagée, fort mêlée, fort difficile; la sueur fut interrompue.

Le Jardinier de Déalces (*c*), eut de même plusieurs sueurs, imparfaites, incomplettes, irrégulières: au quatre, au onze, au dix-sept (*), au vingt; la

---

(*a*) *Epid. Libr. 3. Sect. 1. æger. 1.*
(*b*) *Ibid. æger. 5.*
(*c*) *Ibid. æg. 3.*

(*) NOTE DE L'EDITEUR. Ce malade fut tenu chaudement & couvert plus qu'à l'ordinaire pendant la sueur. M. de Haen veut bien

crife fut des plus longues, des plus difficiles, la maladie ne finit que vers le quarante: telles font nos fièvres malignes nerveufes, dans lefquelles une crife gêne l'autre, &c. Le pouls fe reffent de ces efforts variés, il eft empêché dans fon développement par les évacuations du canal inteftinal.

La femme d'Epicrate (*a*), qui eut, étant en couche, une maladie de quatre-vingt jours, ne fua que le quinze, après un violent redoublement: le flux de bile, les vomiffemens, & les urines, chargées, firent le principal de la crife. La fueur ne va pas bien avec ces évacuations continues, comme elles furent dans cette femme. En pareil cas, le pouls demeure fixé à l'intérieur, & ne s'élève à la fueur finale, qu'avec beaucoup de peine.

----

permettre qu'on couvre un malade, lorfqu'il fue; ce qui n'eft pas peu de chofe pour un Médecin qui aime tant le grand air. Ne fouffriroit-il pas auffi, que lorfque quelqu'un de fes malades eft en fueur, on fermât les portes & les fenêtres de fon Hôpital, qui font ouvertes nuit & jour? Cette note fera rendue plus intelligible à la fin de cet article.

(*a*) *Epid. Libr.* 1. *æg.* 5.

La

La maladie de Clazomène (*a*), & celle d'Hérophile d'Abdère (*b*), furent de même tellement tournées à l'intérieur, & aux abondantes évacuations du ventre, qu'il ne parut point de fueur ; ce qui fembla étonner Hippocrate. Nulle fueur, dit-il, en parlant de Clazomène, au vingt ; mais ce malade eut une forte douleur à la cuiffe, & vers le trente-un, une diarrhée abondante & dyfentérique. Le pouls de la fueur marche rarement & difficilement avec celui de la diarrhée opiniâtre & mêlée d'irritation. Hérophile éprouva à-peu-près les mêmes accidens, & eut de plus deux hémorragies de nez.

Application de ces remarques à la question présente.

J'AI dit que les obfervations d'Hippocrate confirmoient la fréquence des fueurs partielles, qui fuccèdent à d'autres crifes, ou qui les préviennent : ces fueurs font différentes des fueurs complettes, décifives, fimples, ou qui forment l'unique ou la principale crife. Cette vérité eft connue des Obferva-

---

(*a*) *Ibid. æg.* 10.
(*b*) *Ibid. æg.* 13.
*Tom. III. II*e *Partie.*　　　A a

teurs ; on en trouve la preuve dans les ouvrages des grands Médecins de l'Ecole de Galien : mais elle demande quelques éclaircissemens propres à développer l'opinion du D. de B.

1°. Les malades dont on vient de parler, font les feuls qui guérirent parmi les quarante-deux dont l'hiftoire eft comprife dans le premier & troifième livres des Epidémies. Ces malades eurent tous (excepté Clazomène & Hérophile), des fueurs plus ou moins abondantes : d'où il eft d'abord permis de conclure, qu'en général, les malades qui guériffent, font fujets à éprouver des fueurs, & que par conféquent les fueurs font une efpèce d'évacuation plus favorable que nuifible. Cette manière de confidérer la chofe, femble fournir un appui à l'opinion des Médecins qui font décidés pour le régime fudorifique.

2°. Jettons un coup-d'œil fur les morts des Epidémies. Ils font au nombre de vingt-cinq, dont fix fuèrent affez abondamment; favoir, le fils de Parion de Thaze, Philifcus, la femme Droméade, le Phrénétique, Pythion de Thaze, Erafinus : cinq fuèrent fort peu ; favoir, celui qui foupa étant fort échauffé, Silène, celui qui logeoit à la place des mendians, la voifine de Pantémide, la femme qui logeoit dans la place des mendians. Il y eut enfin treize morts, parmi ces malades, qui ne fuèrent point.

On pourroit donc encore une fois, conclure qu'en général la fueur eft d'un affez heureux préfage dans les maladies, & que le défaut de fueur a au contraire quelque chofe de fufpect : il n'y eut chez Hippocrate (dans les deux livres des Epid.), que deux malades qui guérirent fans fueur : quinze fuèrent & guérirent : treize qui n'avoient pas fué moururent. Autre préfomption, dira-t-on, de la néceffité & de l'utilité des fueurs en général : treize malades moururent à la vérité, quoiqu'ils euffent fué : il refte à favoir quelle différence il y avoit entre la fueur de ces derniers, & celle des quinze qui guérirent après avoir fué.

3°. Je trouve parmi ces malades qui guérirent & qui fuèrent tous, trois efpèces de fueurs remarquables. La première efpèce, qui eft la moins nombreufe, eft auffi la plus complette, la plus prompte, la plus décidée, la plus critique. Telles furent au plus la fueur de Péricles, celle de Nicodème, celle de la femme bourrue de Thaze, & celle de la Vierge d'Abdère.

La deuxième espèce de sueur fut celle de la femme grosse de trois mois, celle de Mélidie, celle d'Anaxion, celle de Pythion le Prêtre, celle du Jardinier de Déalces. La sueur de ces cinq malades fut peu remarquable, ou d'un petit effet dans la crise : c'est de cette espèce qu'on pourroit dire avec le D. F. qu'il y a des sueurs qui ne sont que le signe de la guérison, & non la cause ; elles sont l'effet d'une détente générale qui arrive vers la fin de la maladie, & de ses différentes périodes.

Enfin la sueur d'Hérophon, celle de Cléonactide, celle de Méton, celle de la Vierge de Larisse, celle de Chærion, furent critiques, utiles à la guérison : mais elles ne se firent qu'à coups redoublés, comme par divers accès de fièvre ; cela est très-évident dans l'histoire de Chærion : elles furent enfin aidées par d'autres crises ; ce qu'on pourroit surtout avancer des sueurs que j'appelle de la seconde espèce, & même de celles de la première, tant il est vrai que les sueurs complettes, bien critiques & formant uniquement la crise, sont rares.

4°. Il paroît au moins évident que parmi toutes ſes ſueurs, les plus heureuſes ont été celles où la fièvre prenant le deſſus, a amené le rithme de la ſueur propre au pouls critique. C'eſt à regret qu'on trouve qu'Hippocrate a manqué de ſuivre le pouls dans ces chefs-d'œuvre de peinture des maladies. On ne ſait pas même bien comment il jugeoit de la fièvre : ſa méthode eſt trop peu connue : mais j'ai prouvé dans le petit commentaire que j'ai fait ſur ſes hiſtoires, qu'il n'a pas manqué de parler de quelques accidens, que nous voyons journellement marcher avec le pouls de la ſueur : il faut bien ſuppléer à ce qui ne ſe trouve pas dans Hippocrate, par ce que la nature nous apprend : or elle ne produit point ordinairement une ſueur bien décidée & bien critique , ſans indiquer par le pouls l'effort critique qu'elle fait à l'extérieur, ſans développer le pouls , ſans le porter au dehors , comme par des flots d'eau dont elle remplit les vaiſſeaux.

Nous ne craignons point à cet égard, le démenti des Médecins accoutumés à voir des malades : ce développement du pouls aux approches de la ſueur , semble même tracé & indiqué, comme je l'ai dit, dans les defcriptions d'Hippocrate.

5°. S'il eft vrai que les obfervations d'Hippocrate comprennent quelque-uns de ces cas rares, dans lefquels la crife de la fueur a joué le principal rôle, & a pris le deffus fur toutes les autres évacuations : s'il eft vrai encore que ces mêmes obfervations laiffent entrevoir qu'en pareil cas, le pouls prend fon effor victorieux, en portant à l'extérieur, & en indiquant la fueur critique (ce que nous favons aujourd'hui, & qu'Hippocrate ignoroit), il n'eft pas moins certain que fes deux livres fur les Epidémies, contiennent plufieurs exemples de crifes compliquées, faites par parties, dans lefquelles la fueur a fuivi ou précédé d'autres évacuations, & dans lefquelles le pouls a fans doute été mêlé, compofé & compliqué (comme nous éprouvons qu'il l'eft dans les crifes compliquées). Tout cela vient d'être prouvé.

Le D. de B. trouve encore dans les mêmes obfervations des Epidémies, de quoi confirmer ce qu'il a dit fur les crifes congénérées, ou qui vont aifément l'une avec l'autre, fur les mêlanges des pouls critiques qui se font le plus ordinairement, & qui sont le plus suivant le vœu de la nature.

Des évacuations auxquelles les sueurs se joignirent le plus aisément, dans les malades d'Hippocrate.

LE D. de Bordeu a dit que « le pouls » critique de la sueur a tant de rapport » avec le pouls supérieur, qu'à moins » d'une attention particulière ou d'une » grande habitude d'en juger, il est » difficile de ne pas les confondre : il » est au contraire très-rare de le trouver » joint au pouls inférieur (*a*)... Le pouls » nazal & le pectoral vont très-commu- » nément ensemble : le pouls pectoral » & celui de la sueur, quelque opposés » qu'ils paroissent, forment une com- » binaison qui est assez ordinaire (*b*) ».

Il suit de-là que les hémorragies du nez, la sueur & l'expectoration, lorsqu'elles sont critiques, se combinent aisément ensemble; c'est-à-dire, que les pouls des organes, situés au-dessus du diaphragme, ont du rapport, & sont

____

(*a*) Recherches sur le Pouls, Tom. premier, Chap. 16.
(*b*) *Ibid.* Chap. 17.

A a 4

congénères avec celui de la fueur. Mais le pouls de la fueur ne fe joint pas, ou ne s'incorpore pas aifément avec les pouls inférieurs. Ainfi une crife qui fe fait par les inteftins & la fueur, eft une chofe rare, difficile & affez fufpecte. Il eft pourtant vrai que le pouls inteftinal fe combine fouvent avec le pectoral, & que l'inteftinal fuccède au pouls de la fueur, à la fin des maladies; ce qu'il faut bien diftinguer.

Confultons les Epidémies d'Hippocrate, fur l'hiftoire des fueurs, en tant qu'elles ont du rapport avec cette partie de la doctrine du D. de B.

Anaxion fut jugé par les fueurs & par les crachats; les évacuations du ventre n'entrèrent pour rien dans le jugement: Hippocrate n'en parle point. Voilà une crife qui fe fit par deux organes analogues, & qui jouent fouvent enfemble. En effet, je l'ai déjà remarqué, les Anaxions, ou les fujets dans lefquels la complication du travail de la poitrine, & de celui de la peau, les crachats & les fueurs ont lieu en même tems, fe trouvent fouvent parmi nous.

Méton éprouva à la fois & la fueur, & le faignement de nez : ces deux évacuations furent dues à un même effort critique, qui portoit vers le haut des parties, au-deſſus du diaphragme & à la peau. J'ai auſſi obſervé que nos Méton ſont ſujets à l'expectoration critique.

La Vierge d'Abdère: les ſueurs marchèrent de concert avec l'hémorragie du nez: ces deux criſes ſe ſeroient vraiſemblablement jointes, & auroient jugé la maladie en moins de tems, ſans des ſpaſmes douloureux qui portèrent aux pieds, & qui barrèrent la criſe des organes ſupérieurs & de la peau: la ſurdité étoit de la partie: or, les criſes par les oreilles ont quelque analogie avec le ſaignement de nez.

La femme bourrue de Thaze: le délire, les convulſions, l'aſſoupiſſement, viſoient au ſaignement de nez: cette criſe ſe changea en apparition des règles; ce qui n'eſt pas rare: la malade étoit apparemment d'un âge trop formé, pour ſaigner du nez. D'ailleurs les règles ont, par leur pouls, quelque reſſemblance avec le ſaignement de nez; & la criſe naturelle de la matrice, appelle ſouvent toutes les autres criſes ſanguines. Les *Recherches* enſeignent qu'il y a beaucoup de reſſemblance, entre le pouls de toutes les hémorragies, & qu'elles marchent de concert avec la sueur, comme dans cette femme bourrue de Thaze.

Dans Mélidie & la Vierge de Larisse, les sueurs se combinèrent avec les règles. Il est vrai que ces crises furent interrompues par des évacuations du ventre : aussi les sueurs furent-elles tronquées, languissantes, & reparurent-elles à plusieurs reprises.

Périclès sua dès le quatre, & il saigna du nez dès le premier jour ; il vomit aussi : or, le vomissement qui marche avec les crises supérieures, & qui les provoque en quelque manière, provoque aussi la sueur, & a par conséquent quelque sorte d'analogie avec elle : c'est une crise extraordinaire, qui en évacuant l'estomac, agit fortement sur tous les organes situés au-dessus du diaphragme. Hippocrate ne parle pas des évacuations du ventre, qui n'eurent peut-être pas lieu ; & ce resserrement du ventre rendit la sueur plus complette, laissa plus de liberté au pouls, pour porter au dehors.

Dans Hérophon, la sueur marcha avec le délire : il y eut des évacuations du ventre, mais elles eurent lieu en même tems que la fueur : Hérophon fut auffi atteint de furdité, & de tenfion, au côté de la rate, accidens qui font fort analogues au faignement de nez, qui n'eut pourtant pas lieu.

Nicodème vomit, eut du délire & fua ; mais il n'eut point d'évacuations remarquables.

Pythion le Prêtre eut des crachats cuits, avec la fueur : la maladie ne fut pas complettement guérie, & il parut un abcès au quarante ; parce que la crife de la fueur & des crachats fut fufpendue par un fonds de fpafme, marqué par un tremblement des mains & la torfion de la bouche. Hippocrate obferve que les évacuations du ventre qui avoient paru au quatre, fe fufpendirent au cinq : la fueur qui fe montra au dix, fe préparoit dès-lors.

La femme groffe de trois mois, fua & vomit ; il n'eft point queftion d'autre évacuation.

En un mot, on trouve dans les malades des Epidémies décrites par le Prince de Cos, que la fueur fe combine, fe rapproche intimément, ou fe mêle fouvent avec les crifes fupérieures & fanguines, & difficilement avec la crife du ventre : auffi voit-on que les

ſueurs furent d'autant moins critiques ;
que les évacuations furent plus abondantes , & plus ſouvent réitérées : c'eſt
ce qui ſe prouve par l'hiſtoire du Jardinier de Déalces , celle de la femme
d'Epicrate , celle de Cléonactis , & celle
de Chærion.

Quant à Clazomène & Hérophile,
qui ne ſuèrent point , les criſes ſe com-
plettèrent par le canal inteſtinal ; nouvelle preuve que cette criſe intérieure
croiſe la criſe extérieure ou la ſueur.

Voici encore des exemples qui appuient l'opinion du D. de B. *Fullo in Sy-
ro...* (Epid. Libr. 7.) *propter alvi ex
thapſia egeſtionem , decimâ octavâ die ,
morbu remiſit , evaneſcens citrà ſudorem.* Léophorbide (*Ibid.*) , ne ſua qu'au
vingt-un & au vingt-deux ; parce que
le ventre fut libre juſques - là.

Ces vérités ſemblent découler aſſez
naturellement du *cutis denſitas , alvi
laxitas* ; &c. mais il eſt bon de les voir
appuyées par le détail hiſtorique. La
doctrine du pouls y gagne , & l'opinion
du D. de B. , qui prétend que le pouls
de la ſueur ſe confond ſouvent avec le
pectoral & le nazal , & rarement avec
celui des entrailles , en devient d'autant
plus lumineuſe & plus aſſurée.

6°. Baglivi avoit preffenti le danger du mêlange ou de la combinaifon de la fueur avec l'évacuation du ventre : il s'exprimoit à ce fujet d'une manière digne d'Hippocrate. « *Si eodem tempore, in acutis & gravibus morbis, duæ crifes, fudor fcilicet & alvi fluxus fuperveniunt, cum pauco levamine, ferè omnes moriuntur; vel fi non moriuntur perniciofè habent* (a) ».

La fentence de Baglivi a fon appui, & dans l'obfervation, & dans cette hiftoire d'Hippocrate où il eft queftion d'un malade (le fils de Parion de Thaze) (*b*), qui mourut au cent vingtième jour, ayant eu pendant toute fa maladie une efpèce de dévoiement, une fièvre toujours ardente & des fueurs; notamment le vingt de la maladie où les évacuations du ventre furent bilieufes, & la fueur univerfelle.

Hermoptolème, qui mourut au quinze, fua tout d'un coup au onze, & le ventre fe lâcha en même tems (*Epid. Libr.* 7.).

Nenter & d'autres qui ont rapporté l'aphorifme de Baglivi, n'en ont pas fenti la liaifon avec la marche du pouls.

______

(*a*) *Prax. Med. Libr.* I.
(*b*) *Epid.* 3.

Cælius Aurelianus & Gordon, dont nous avons rapporté les décisions plus haut, étoient arrivés bien près du but, auquel les réflexions du D. de B. mènent tout naturellement.

7°. On peut donc regarder comme établi, que les sueurs critiques se joignent plus volontiers avec les crises supérieures, telles que l'hémorragie du nez, & les divers transports des humeurs à la tête, avec les hémorragies en général, & avec l'expectoration critique, & les affections de la poitrine, qu'avec la crise par le canal intestinal. L'histoire du pouls vient ici à l'appui des observations ; celui qu'on nomme supérieur, se trouve plus souvent réuni avec celui de la sueur, que l'intestinal. Les rithmes du pouls, dans les crises supérieures & sanguines, ont plus de rapport avec celui de la sueur, qu'avec le rithme bien décidément intestinal.

Je devrois, pour compléter ce tableau, & mettre cette vérité dans tout son jour, entrer dans l'examen de la crise par les urines : mais cet examen dont on trouve à peine quelque léger indice dans les *Recherches*, doit être réservé à quelque homme instruit du fonds de cette matière.

Examen des sueurs dans quelques sujets morts, dont il fait mention dans les Epidémies d'Hippocrate.

Je vais examiner l'histoire de quelques malades d'Hippocrate, qui moururent n'ayant éprouvé que des sueurs inutiles, de mauvaise espèce, & symptomatiques. C'est la seconde espèce de sueurs, connues de tous les Médecins, & sur lesquelles le D. de B. a fait quelques remarques particulières.

On doit bien se garder de confondre les sueurs critiques avec les symptomatiques... Il ne faut pas chercher dans ces dernières tous les signes des sueurs critiques (sur-tout le caractère du pouls propre à la sueur)... Les sueurs qui, suivant l'expression d'Hippocrate, sont promptes & violentes, quoiqu'arrivant aux jours critiques, sont dangereuses... parce qu'elles sont l'ouvrage d'un travail excessif; elles sont symptomatiques, & on trouve toujours en ces cas là le pouls de la sueur compliqué avec celui d'irritation.

C'est-à-dire, que comme il y a des sueurs critiques de diverse espèce, il y en a aussi de symptomatiques, dont les unes sont très-décidément mauvaifes, d'autres douteufes, & d'autres, pour ainfi dire, neutres. De cette dernière efpèce, feront (fuivant l'efprit des *Recherches*) celles qui ne changent rien à la marche ordinaire du pouls, celles-là font comme indifférentes, on peut les négliger; celles dont le pouls eft mêlé d'irritation, avec quelque tendance à la modification critique, peuvent être mauvaifes, & devenir bonnes, fi la crife falutaire prend le deffus; elles font toujours dangereufes, fufpectes & inquiétantes : mais les fueurs jointes à un pouls non développe, irrité, convulfif, fans aucun rithme critique, font décidément mauvaifes & fans reffource.

Voyons fi la marche du pouls, indiquée par cet expofé, peut fe démêler dans les fueurs de mauvaife efpèce, dont Hippocrate a parlé (*dans le premier & le troifième livres des Epidémies*). Ne perdons jamais de vue la décifion de Cælius Aurelianus, & celle de Gordon.

Suivant le premier, les mauvaifes fueurs fe rencontrent ordinairement avec le pouls petit, fréquent, foible, vuide : fuivant Gordon, la fueur eft mortelle, fi le pouls eft caché, petit, foible, fans ordre. Cette double humière échappée à tant d'Auteurs, a dirigé le D. de B , & rend ses réflexions d'autant plus dignes d'attention.

Le Phrénétique sua dès le premier & le second jours ; mais il rendit beaucoup d'excrémens : il vomit ; la voix lui manqua ; le corps entier fut en convulsion , avec des tremblemens ; tout cela arriva dès les deux premiers jours : le troisième fut aussi mauvais. Il est évident que la sueur qui fut de mauvaise espèce , dans cet exemple , fut accompagnée d'un pouls qui n'avoit pas la largeur, l'égalité, la plénitude, la souplesse qui porte au dehors : il eut un rithme tout contraire ; il fut étranglé , portant au dedans , acritique , jusqu'à la mort.

Erasinus fut en sueur dès le premier moment de sa maladie : avec cela, les hypochondres furent gonflés , & ce gonflement qui devint douloureux, alla en augmentant, la tête se prit avec férocité ; les extrémités furent froides dès le cinquième jour qui fut celui de la mort. On voit que la tension & la douleur des hypocondres concentroient le pouls, qu'elles le serroient & l'empêchoient de se développer : ce pouls ne put donc pas amener une bonne fueur, il fut conftamment non critique, & la gangrène gagna les vif-cères, dont l'irritation fixoit le pouls à un rithme intérieur & non critique.

Philifcus éprouva dès le premier jour une fueur qui ne fut pas entiérement mauvaife ; puifqu'elle amena du calme jufqu'au trois : le foir de ce jour, la fièvre reprit, fans fueur, mais avec le tranfport ; les urines & la langue furent noires, la refpiration gênée & entre-coupée, la rate gonflée ; quelques gouttes de fang fortirent du nez au cinq, & le même jour Philifcus éprouva des fueurs froides : il mourut moins par la faute des fueurs, que par celle de l'hémorragie manquée : il dut avoir, puif-qu'il faigna du nez, & que fa refpira-tion étoit gênée, le pouls un peu fupé-rieur : auffi la fueur parut-elle favorable de prime-abord ; mais l'embarras des entrailles, le froid des extrémités, la foif, les urines, le tranfport, mirent dans le pouls un rithme de complica-tion oppofé au développement propre à la fueur critique.

Pythion mourut au dix, étant baigné de fueur, au neuf, & fur-tout au huit, il eut des déjections abondantes, du vomiffement, du délire ; ces deux jours n'avoient point préparé la crife de la fueur; ils n'avoient point porté dans le pouls le développement propre à la fueur critique; ils l'avoient au contraire concentré au rithme des entrailles & de l'eftomac, d'autant mieux même que le ventre avoit été douloureux au fept, au fix & au cinq, & que dès le deux, les extrémités, & fur-tout la tête & les mains avoient été froides. Le pouls fut pendant tout ce tems-là non critique, & il le fut encore davantage aux approches, & lors de la fueur du dix, qui fut par conféquent mortelle.

La femme de Droméade accoucha à terme la veille de fa maladie : Hippocrate ne marque pas exactement l'hiftoire des vuidanges ; ce qui eft un oubli confidérable : il dit pourtant qu'il y eut de la douleur à l'hypocondre droit dès le premier jour ; que cette douleur dura jufqu'au trois, jour de la fueur, qui dans un pareil état de délabrement des vifcères de l'hypocondre (& fans doute de la matrice & de tout le ventre), ne put être critique, non plus que le pouls fixé au dedans, au lieu d'avoir la liberté de porter à l'extérieur. Cependant la fueur reparut au fix ; mais le ventre étoit gangrené ; les extrémités devinrent bientôt froides , & cette malade mourut fubitement ; ce qui n'arrive que trop fouvent dans les femmes en couche. En pareil cas , le pouls tient un peu du rithme qui porte aux évacuations fanguines à caufe du travail de la matrice pour les vuidanges : auffi cette femme de Droméade faignat-elle du nez vers le quatre : le pouls fut, comme dans Philifcus , avec quelques apparitions d'effort critique , mais fonciérement gêné & empêché dans fon développement.

J'ai déja parlé du fils de Parion de Thaze (*a*) ; fa fueur fut pernicieufe, parce qu'elle fe trouva compliquée de la diarrhée.

Phérécide (*Epid. Libr. 7.*) ne fua qu'au neuf ; il mourut d'un engorgement à la poitrine, avec des évacuations du ventre , qui rendirent la fueur fymptomatique , quoiqu'elle parût à un jour critique.

La femme de Théodore (*Ibid.*) fua le cinq, le fix & le fept ; elle mourut de la gangrène à la matrice ; l'engorgement gangréneux des entrailles s'oppofe à

(*a*) Voyez ci-deffus , page 554.

une bonne ſueur, non moins que le dévoiement.

Le D. de H. qui a paſſé ſous ſilence les deux malades précédens, met la femme d'Euxène & le fils de Nicolaus, (*même liv. 7 des Epid.*), au nombre de ceux que l'abondance des ſueurs fit périr. Ces deux morts & la manière dont le D. de H. les annonce, demandent quelques réflexions.

« Rationem daturus (Hippocrates) » Euxeni uxor ſeptimo, poſt febris » remiſſionem die obiit ? Reſpondet » ſudores & ab initio morbi per totum » corpus, & per medium adfuiſſe mor- » bi curſum (a) ». Le D. de H. fait parler l'Auteur du *liv. 7 des Epidémies*; on diroit qu'il s'eſt propoſé une queſtion & qu'il y répond : cela n'eſt pas ainſi énoncé dans le texte : il y eſt rapporté à la vérité que les ſueurs ſe faiſoient dans tout le corps (*ſudores fiebant per totum corpus*); que vers le milieu de la maladie, la fièvre tomba avec une ſueur abondante (*medio tempore... remiſit febris cum multo ſudore*), & que la malade mourut ſept jours

____

(a) *Rat. Med. part.* 13. *Cap.* 1.

après la rémiffion (*mortua eft poft re-*
miffionem feptima die.

Mais ces remarques fur les fueurs
font féparées par d'autres remarques
que le D. de H. oublie. Il eft fait mention dans l'hiftoire de la maladie, d'une
chaleur continuelle, & qui redoubloit
le foir ; d'un froid des pieds & des
jambes, d'une toux fèche au commencement des redoublemens , de friffon-
nemens ou de tremblemens confidérables (*rigor*) , d'un purgatif qui pro-
duifit un mauvais effet (*medicamentum
ubi bibiffet, magis læfa*), d'un point
au côté, d'une toux & d'un étouffement,
avec des crachats modiques & tenus
d'un dévoiement (*alvus liquidior*) ,
d'une refpiration difficile , &c.

On trouve enfin dans l'hiftoire de
la femme d'Euxène, celle de la fueur
combinée avec une mauvaife refpira-
tion, dont Cælius Aurelianus a fi bien
parlé (*a*) ; on y trouve auffi la complica-
tion de la fueur avec le dévoiement,
que le D. de B. regarde comme fi fufpect (*b*). Il eft évident que le pouls de
cette femme étoit entiérement concen-

____

(*a*) Voyez ci-deffus , pag. 531.
(*b*) Voyez ci-deffus , pag. 560.

tré, fixé à l'irritation, & qu'il ne put se développer, ou prendre le rithme critique : ainsi cette femme mourut, non pas parce qu'elle sua, mais parce que sa sueur fut incomplette & acritique.

Quant au fils de Nicolaüs, pourquoi mourut-il, dit le D. de H. (*cur mortuus die septima legitur ? Quia præter alia symptomata prava, bis incruditate sudaverat* (a). Consultons l'Auteur de l'observation (*Epid. 7.*).

« Le fils de Nicolaüs eut un frisson
» après des débauches de vin ; la fièvre
» & le vomissement s'ensuivirent. Au
» troisième jour, la sueur parut sur tout
» le corps ; elle cessa, & la chaleur re-
» prit tout de suite (*tertia die sudor, to-*
» *tius corporis Cessavit, & statim rursùs*
» *calefactus est*). Le frisson, la fièvre
» & la sueur reprirent le lendemain,
» avec le vomissement, il fut purgé lé-
» gérement au quatre, (l'urine n'étoit
» pas bien franche) : il y avoit une
» vive douleur dans l'hypocondre gau-
» che , laquelle s'étendoit jusqu'aux
» lombes. La respiration étoit labo-
» rieuse, le ventre se tendit avant la

____

(a) Haen, *Ibid.*

» mort, qui arriva le fept ; la partie » poftérieure du cadavre étoit meurtrie » & rouge ».

Ce n'eft donc pas pour avoir fué au troifième jour, que le fils de Nicolaüs mourut. L'auteur des épidémies femble plutôt accufer la ceffation de la fueur, que la fueur elle-même (*tertia die fudor ceffavit, &c.*). Elle ne put être critique à caufe de la tenfion du ventre qui amena la gangrène, & empêcha le pouls de fe porter victorieufement à l'extérieur.

Pour prouver que l'Auteur du *feptième liv. des Epid.* ne craignoit pas ou ne devoit pas craindre la fueur, précifément parce qu'elle paroiffoit au troifième jour, il n'y a qu'à lire dans le même livre l'hiftoire de la femme de Philiftide : cette femme fua de tout le corps, au troifième jour, & vers le quatre, & au cinq, & au fix ; & au fept qui fut le jour de la guérifon, elle avoit, fuivant la remarque de l'Auteur, le ventre refferré (*alvus naturâ quidem dura*). Tout cela revient bien à toutes nos réflexions (*).

____

(*) NOTE DE L'EDITEUR. Je ferai une remarque fur la mânière dont M. de

En

En un mot, on verra clairement dans tous les sujets morts dont Hippocrate fait l'histoire, & qui suèrent, que le pouls de ces sueurs ne put avoir les modifications, & la liberté du pouls des malades qui guérirent en suant. Ce qu'il y a de certain, c'est que l'observation journalière est conforme à ce que

---

H. rapporte les histoires de la femme d'Euxène & du fils de Nicolaüs, dans les *huitième & treizième parties du Ratio Medendi*. Dans la huitième partie M. de H. s'exprime ai̇ꞵi. « Cur » Euxeni uxor septimo post remissionem die » obiit ? Sudores affuerant ab initio per totum » corpus, iterumque morbo medium agente » cursum ».Voici les expressions de la treizième partie. « Rationem daturus cur Euxeni uxor » septimo post remissionem die obiit ? Respon-» det (Hippocrates) sudores & ab initio morbi » per totum corpus, & per medium adfuisse » morbi cursum ». D'abord c'étoit M. de H. qui faisoit la demande, & ensuite c'est Hippocrate qui la fait ; ce qui est bien différent. Dans le vrai, Hippocrate ne se fait pas cette question ; ainsi M. de H. a plus mal rencontré dans la treizième partie que dans la huitième, au sujet de la femme d'Euxène. C'est tout le contraire au sujet de Nicolaüs : dans la huitième partie, M. de H. attribue à Hippocrate une remarque particulière (*notat Hippocrates*), & dans la treizième, ce *notat Hippocrates* n'est point rappellé. Ces petites variantes font juger de

j'avance : mais il ne faut pas oublier qu'il furvient quelquefois à la fin des maladies, des états fi bizarres, fi cruels, que l'Art de la nature amènent par des efforts finguliers, des crifes forcées, des fueurs & des évacuations qui arrachent les malades à la mort.

Le pouls eft donc parmi nous la pierre de touche de la fueur : s'il eft bien libre, bien franc, fi après le ferrement paffager qui fuit le tems de l'irritation de la maladie, il fe développe, qu'il devienne critique, qu'il dégage les vifcères intérieurs en fe développant ; fi enfuite il s'élargit, fe fortifie, s'amollit & prend un rithme qui approche de l'ondulence, & dans lequel la dilatation de l'artère fe fait comme à coups redoublés, & dont l'un foit plus exhauffé que l'autre, alors la fueur furvient ; elle eft de bonne efpèce, elle tombe ordinairement vers le déclin ou le tems de

l'attention d'un Ecrivain : il faut être jufte jufqu'au fcrupule, lorfqu'on cite Hippocrate. Au refte, on voit dans la femme d'Euxène & dans Nicolaüs, l'exemple de deux purgatifs placés fort mal-à-propos ; du moins je le crois ainfi, & je demande a M. de H. ce qu'il en penfe, je lui demande s'il fuit en cela dans fa pratique celle de l'Auteur du livre 7 des Epidémies.

l'excrétion de la maladie ou des redoublemens, comme l'état du développement critique du pouls tombe vers celui
de la coction.

Si au contraire le pouls ne suit pas
exactement la marche des trois états
principaux de la maladie, l'irritation,
la coction & l'excrétion, s'il s'écarte
dans ces trois états des rithmes que la
nature lui a prescrits; s'il se développe
trop tôt; s'il reste resserré lorsqu'il devroit se développer, s'il demeure ordinairement fixé au rithme intérieur,
au lieu de prendre son essor à l'extérieur; s'il n'annonce pas son développement, par sa liberté, & par ses efforts
gradués vers le dehors; s'il ne précède
pas par ces modifications la sueur qui
peut survenir, alors celle-ci est mauvaise, inutile, symptomatique, de nulle
valeur, ou décidément mortelle, suivant que le pouls reste plus ou moins
opiniâtrement fixé à l'état de foiblesse,
& à l'état acritique. La nature fait d'inutiles efforts pour suer, elle ne fait que
chasser au dehors une sérosité non cuite,
& semblable à la matière des dévoiemens bilieux, & des urines crues.

Cette règle générale est sujette sans
doute, comme toutes les autres de l'Art

à quelques exceptions. Il peut arriver en effet, que le pouls foit naturellement inhabile au développement & aux rithmes critiques ; qu'il aye, à raifon de la conftitution particulière du fujet, une réfiftance invincible à fe plier aux modifications critiques ; qu'il foit tellement fixé à l'irritation, que fon état critique ne fe laiffe entrevoir qu'à peine. Il peut de même annoncer quelquefois une crife heureufe qui devient cependant funefte. Tout cela fe peut faire comme dans l'hiftoire des dévoiemens : mais ce font des cas rares qui ne dérangent point la règle générale : il faut juger de ces exceptions, par ce qui en eft dit dans les *Recherches*.

Avec ces précautions, on voit affez clairement dans tout ce qu'Hippocrate & l'Ecole de Cos nous ont tranfmis fur les fueurs : on trouve le moyen de concilier les Auteurs, & d'évaluer les fueurs dans les obfervations qui fe préfentent : on ne peut établir une comparaifon fuivie & parfaite, entre la fueur & les autres évacuations.

Une fueur ne fera point réputée mauvaife, feulement parce qu'elle vient les premiers jours ; ni bonne, parce qu'elle paroît à un jour ordinairement deftiné à une bonne crife. Le point important fera de décider fi l'intérieur du corps tient bon ; fi le pouls a, par fes rithmes antérieurs à la fueur, préparé & annoncé la crife, & fi lors même de la fueur, il a confervé le degré de force néceffaire pour une bonne crife. il en réfultera toujours que le pouls, fidèle interprète de la nature, annoncera les fueurs bien franches, bien critiques, lorfqu'elles ne paroîtront qu'au tems de la coction ou de l'excrétion de la maladie ; dans d'autres cas, le pouls annoncera de même la nature des fueurs, avec plus ou moins d'évidence.

Tel eft le fonds de la doctrine du D. de B. fur les fueurs (*) : cette doctrine la conduit à l'examen de cette

---

(*) NOTE DE L'EDITEUR. Je fais qu'il a eu occafion de voir, une fois feulement, la fueur bien décidée de tout un côté du corps, fuivant fa longueur ; tandis que l'autre côté étoit entiérement fec, & la peau comme du chagrin : le pouls du côté qui fuoit (c'étoit le droit), portoit évidemment à la fueur ; tandis que l'autre pouls étoit refté portant à l'intérieur. Ce phénomène rare exprime très-bien la doctrine, éclaircie par le même Auteur, fur la divifion du corps en deux parties égales. Au refte, *Francus* (*Ephem. Germand. dec. 1. ann. 4.*

sentence d'Hippocrate, qui déclare que toute crise doit être universelle, & à l'examen des sueurs dans les femme sen couche (*). Je ne puis le suivre dans tous ces détails, qui, absolument parlant,

---

& 5. *observ.* 100.), avoit vu un homme qui ne suoit jamais que de la moitié du corps, pris dans sa longueur, depuis le front jusqu'à la jambe du même côté, tandis que la peau du côté gauche étoit sèche. *Jacob Schmid (Ephem. dec. 2. ann.* 2.), parle aussi d'une femme qui suoit de tout le côté gauche, tandis que le droit demeuroit sec. *Francus* ni *Schmid* ne parlent pas du pouls de la sueur, apperçu du côté suant, & non de l'autre, par *M. de Bordeu.*

(*) NOTE DE L'EDITEUR. Voilà deux points bien intéressans, & qui mériteroient l'attention de quelque savant Praticien. L'examen des sueurs dans les femmes en couche, me paroît d'autant plus nécessaire, qu'on voit tous les jours broncher, & les partisans du régime froid, qui évitent toute sueur dans ces femmes, & ceux du régime chaud, qui crient toujours qu'il faut ménager les sueurs des femmes en couche ; qui trouvera un milieu sage entre ces deux excès ? Quant à la sentence d'Hippocrate, qui dit que toute *crise doit être universelle :* elle comprend peut-être toute la Médecine, & elle est demeurée jusqu'ici inintelligible, & sans explication. Qu'est-ce qu'une crise univer- selle ? peut-il y en avoir ? doit-elle se faire par tous les couloirs à la fois ? jusqu'à quel point

ne font pas de ce lieu. Je devois feulement montrer l'ufage que cet Auteur a fait des obfervations d'Hippocrate, & prouver combien la doctrine du pouls éclaire ces obfervations, fur-tout celles que tout Médecin eft à portée de faire par lui-même. J'ai dû auffi indiquer quelques Auteurs, dont le D. de B. a fuivi les traces en s'appuyant de leur autorité, dans la queftion des fueurs, qui eft fi difficile, que plufieurs hommes habiles n'ont pu la débrouiller.

Voyons à quoi ont fervi les travaux

---

un couloir peut-il fuppléer à l'autre ? « Peut-
» être, pour le dire en paffant, bien des Prati-
» ciens n'ont-ils jamais fait attention que leur
» pratique eft fondée, dans la plupart des
» maladies, fur la décifion de ce problême ;
» favoir, fi les excrétions d'une certaine ef-
» pèce, peuvent fuppléer à celles d'une autre
» efpèce ; fi lorfque la tranfpiration eft rete-
» nue, les inteftins peuvent féparer toute la
» matière de la tranfpiration, s'il faut les
» exciter à produire cet effet : s'il en eft de
» même, ou différemment, des autres organes
» par lefquels les évacuations critiques fe
» font..... Car enfin fi les excrétions des intef-
» tins ne peuvent pas fuppléer à celles de la
» peau, en vain effaiera-t-on de les procurer,
» puifque les fecouffes des organes, & la dé-
» viation des humeurs, feront en pure perte ».

B b 4

du D. de H., fur l'hiftoire des fueurs ;
réfumons & éclairciffons ce que nous
avons déjà expofé à fon fujet (a).

*Examen ultérieur de ce que le Docteur de
Haen enfeigne au fujet des fueurs.*

ON ne doit point en Médecine, écrire
fur une matière déjà traitée, & fur-
tout lorfqu'on n'a rien de nouveau ou
de particulier à propofer : au moins faut-
il favoir exactement ce qui fe trouve
dans les divers Auteurs, fur cette matière. Le D. de H. a-t-il fuivi exactement ces règles raifonnables ? J'ai donné (b) l'extrait fidèle de ce qu'il enfeigne. D'abord, il fe déclare contre les
fueurs, il affecte de préfenter cette
évacuation du côté le moins favorable :
il ne parle pas du grand nombre de
malades guéris à Cos par les fueurs :
c'eft un excès qu'il falloit fagement
éviter. Quelle qu'ait été l'opinion de
Sydenham ; qu'elle que foit font autorité ; un Praticien, comme eft le D. de
H., devoit en appeller à l'obfervation.
Or, l'obfervation apprend qu'il y a

____

(a) Voyez ci-deffus, page 513.
(b) Ibid.

beaucoup de fueurs utiles, & fans doute néceffaires : elle démontre ainfi que les hiftoires d'Hippocrate, que beaucoup de malades guériffent parce qu'ils fuent, & fuent même abondamment. Il ne falloit donc pas, fuivant une idée fyftématique, déclarer une guerre ouverte à toutes les fueurs ; il ne falloit pas (même pour combattre l'opinion outrée des Partifans trop acharnés des fueurs), tomber dans l'écueil tout-à-fait contraire : c'eft pourtant ce qui eft arrivé au D. de H.

Qu'il nous dife tant qu'il voudra, qu'il n'a jamais bien accueilli dans fon Hôpital des fueurs fréquentes & continues (*nunquàm in Nofocomio falutavimus falutares*). Nous prendrons la liberté de lui repréfenter, qu'il y a de ces fueurs promptes, vives, qui durent deux ou trois jours, que nous voyons, pour ainfi dire, égorger ou étouffer des maladies. Le D. de H. auroit dû en voir de cette efpèce, & il auroit pu les recevoir avec complaifance (*falutares falutare*).

Il falloit chercher dans les fueurs d'Erafinus, de la femme d'Euxène, du fils de Nicolaüs, & de Philifcus, ce qui les avoit rendues mortelles ; puifqu'on

en voit d'auffi preffées, d'auffi abondantes, qui ne font pas d'un événement
funefte.

Témoin l'efpèce de conftitution dont
il eft parlé dans le *feptième livre des
Epidémies*, dans laquelle les malades
guériffoient avec des fueurs précoces
& abondantes. Témoin la décifion de
Baillou (*a*), que le D. de H. devoit
connoître, ainfi que celle de tant de
grands hommes.

Valles s'exprime fort fagement fur
les fueurs en général. « Ego fane.....
» (dit-il), non rariùs, neque infeliciùs,
» vidi ægrotantes judicatos fudore,
» cum fluxu ventris, imò verò citiùs
» feliciùfque.... illud unum apertè intel-
» ligo non licere evacuationum quam-
» piam alteri cuipiam anteferri.... Hic
» gaudet fudore... ille minùs... fudores,
» omnibus febribus proprii funt & præ-
» cipuè ardentibus, juvant autem non
» parùm & efferventes inflammationes :
» nimirùm fudor totum corporis habi-
» tum æqualiter quodam modo expur-
» gat... Hæc omnia docet Galenus (*3e*
» *de Crifib. Cap. 3.*)... in quibus confi-
» deres hortos quantò pluribus morbis,

____

(*a*) Voyez ci-deffus, page 520.

» sudor inveniatur conveniens, quàm
» alia quæpiam evacuatio, quem tamen
» barbari Medici, maximo habent in
» contemptu (a). ».

Il seroit aisé d'oppofer d'autres autorités au D. de H. : nous oserions
même dire que Sydenham s'eft laiffé
un peu trop prévenir contre les fueurs ;
nous l'oferions, dis-je, fi cet honnête
homme s'étoit expliqué auffi lâche-
ment que le D. de H. le prétend, ou
comme il femble l'infinuer (*Rat. Med.
Tome 4.*).

Sydenham, il eft vrai, s'eft oppofé
à la méthode échauffante, fur-tout dans
la goutte, dans la petite-vérole, & au
commencement des maladies aiguës :
mais il parle des fueurs en général,
comme d'une évacuation fort amie de
la nature. Celui qui a rédigé la table
de fes ouvrages (b) s'exprime ainfi :
« fudor naturæ methodus genuina &
» accommodatiffima, quæ febrilem ma-
» teriam digeftam per habitum cor-
» poris expellit ; quod tamen ars imi-
» tari non audet ».

Sydenham étoit principalement em-

<hr>

(a) *Vallefii Controverf. Med.*
(b) *Ediy. de 1749. Genevæ.*

barrassé du jour & de l'heure de la sueur dans une maladie ; il eût desiré connoître le moment favorable pour appliquer les sudorifiques ; s'il eût été instruit des modifications critiques du pouls, il les auroit sans doute prises pour guide, dans l'application de ces remèdes ; ce parti auroit même été, j'ose le dire, bien plus sage que le projet que Sydenham avoit conçu d'enlever par les saignées toute la matière morbifique, dans de certaines occasions. Il dit au sujet de la constitution épidémique de 1665 & 1666 : « præmissa » maximè venæ sectione, æger in su-» dorem solvi poterat, quo provocato, » leviora mox symptomata ; atque hoc » nullo non morbi tempore fieri po-» tuit (a) ».

Or, la maladie dont il est question dans cette constitution, n'est point rare. D'ailleurs Sydenham convient que « in » peste particulæ pestilentiales... dissipa-» biles sunt, atque excitato sudore, non » interrumpendo ejici queunt (b) ».

On eût aisément prouvé à Sydenham, qu'il y a bien des maladies dont

______

(a) *Sydenh. Oper. Tome* 1. *page* 63.
(b) *Ibid.* page 154.

le miasme est plus aisé à chasser par la sueur, que celui de la peste. Ecoutons enfin ce Praticien, parlant de la fièvre tièrce automnale.

« Ægro in lectulo composito, & stra-
» gulis undiquaque cooperto, sudores
» provoco, sero lactis cerevisiato, cui
» salviæ folia incocta, &c... hæc ubi
» assumpserit in sudoribus continuò
» eliciendis persistat, donec elapsæ fue-
» rint aliquot horæ... magnâ cautelâ se
» muniens contrà illas sudationis in-
» terruptiones... sæpiùs mihi ex animi
» voto cessit medicamentum hoc (a) ».

Qui ne sait qu'il y a des maladies aiguës plus traitables & plus aisément amovibles que la fièvre intermittente. Le D. de H. approuve-t-il cette Méthode de Sydenham, ou bien la blâme-t-il ? s'il l'aprouve, le voilà dans la voie de se réconcilier avec les sueurs : s'il ne l'approuve point, qu'il ne range donc pas Sydenham de son parti ; qu'il n'essaie pas de nous en imposer, sur les Auteurs que nous avons tous les jours sous les yeux ; qu'il daigne faire à ces Auteurs l'honneur de les lire & de les étudier.

J'ignore si le D. de H. reçoit des

____

(a) *Ibid.* page 55.

femmes groffes, pour accoucher dans fon Hôpital : il n'a rien dit que je fache fur les maladies des femmes en couche, non plus que fur celles des enfans (j'en fuis fâché, pour l'amour de fes Etudians). Mais il conviendra fans doute qu'il eft des femmes en couche qui éprouvent avec fuccès des fueurs très-abondantes, fans même qu'il foit queftion de les provoquer : chaque jour nous offre de ces fortes d'exemples. Mais quelles font ces fueurs? Des fueurs qui inondent les lits jufqu'aux matelas : nous voyons des femmes plongées, pour ainfi dire, dans un bain laiteux pendant des jours entiers ; nous en voyons qui ne ceffent de fuer pendant toute la première quinzaine de leur couche.

Le D. de H. s'eft expliqué de manière à faire penfer, que fi de pareilles fueurs lui tomboient fous la main, il fe garderoit bien de les envifager comme falutaires.

Des principes un peu finguliers (qui ont, je crois, la même fource que ceux du D. de H.), fe font de nos jours répandus dans cette Capitale : on a voulu dérober toutes nos femmes en couche, aux fueurs & à la fièvre de lait ; le D.

de H. n'a qu'à s'informer de quelques aventures qui font arrivées à cet égard. On lui parlera de femmes tombées dans la phthifie, devenues comme lépreufes, ou qui ont été couvertes de galet par tout le corps, après avoir effayé d'arrêter la fueur dans leurs couches. On vouloit éviter un excès, on tomboit dans un autre : il a fallu modérer les prétentions des Partifans de l'air frais, & des couvertures légères, en modérant auffi la fureur de ceux qui ne favent que forcer les maladies & les incommodités du côté de la peau.

J'ai cru devoir avertir le D. de H. de ces hiftoires de femmes en couche, pour qu'il en faffe fon profit, dans la fuite des volumes de fon *Ratio medendi*. En attendant, nous continuerons à bien accueillir les fueurs, lorfqu'elles nous paroîtront avoir les caractères convenables ; & nous chercherons même à les accélérer, lorfque les circonftances l'exigeront. « Si naturam rectè operan- » tem Medicus imitari debet, fudorem » provocabit ». Zacutus Lufitanus qui fait cette réflexion (*a*), en valoit bien un autre.

____

(*a*) *De Medic. princip. hift. Libr. 4. hift. 9.*

On me dira que le D. de H. a modéré son opinion, exposée en premier lieu dans son *quatrième volume du Ratio Med. pars 8*, & qu'il a ensuite mieux expliquée dans la *treizième partie*. Je conviens de ces variantes du D. de H.; j'en ai déja dit mon sentiment (*a*). J'ai aussi fait remarquer qu'on devoit à M. Soleilhet ce retour de notre Professeur, qui pourtant demeure toujours l'ennemi des sueurs (*) : il se renforce dans sa *treizième partie* d'un passage d'Hippocrate, qu'il s'agit d'examiner maintenant : voici ce passage.

« Sudor in febribus acutis copiosus,
» malus (*b*)... qui unà cum febre inci-
» dit sudor, malus est (*c*) ».

Ces deux sentences seroient intolérables, & contraires à l'observation, si on n'y regardoit pas de plus près que le D. de H. Les sueurs ne doivent pas être

---

(*a*) Voyez ci-dessus, page 516.

(*) NOTE DE L'EDITEUR. Toujours M. de H. copie une partie des opinions du D. Gilchrist (Essais de Médec. d'Edimbourg) qu'on connoît depuis 1747. Je dis une partie, parce qu'il n'en prend que ce qui est contraire aux sueurs, ce qui est favorable au quinquina, &c.

(*b*) Porrhet. 1°. text. 58.

(*c*) Coac. N°. 574.

jugées précisément & uniquement par leur abondance, & par le jour & le tems des maladies où elles arrivent : elles font quelquefois critiques, même fuivant Hippocrate dès le troifième jour; & fuivant lui auffi, elles ne font pas toujours mortelles, quoiqu'elles arrivent dès le commencement, comme Baillou l'a dit expreffément. Tout cela a été éclairci (*a*); je n'ajouterai que quelques réflexions.

1°. J'en appelle à la décifion d'un grand Médecin, que le D. de H. doit connoître; c'eft Juncker. Il dit franchement, au fujet des deux fentences d'Hippocrate, qu'on vient de lire, qu'elles ont donné bien de la peine aux Commentateurs, & qu'il faut convenir qu'elles ne font pas vraies. « Hæc præ- » dictio à falfitate vix poteft liberari... » Hæc Hippocratis prognofis nimis eft » generalis, licet fudores copiofi extrà » diem criticum in nonnullis acutis » fufpecti fint (*b*) ». Il eft furprenant que le D. de H. s'appuie fur des fentences qui font obfcures, douteufes & fufpectes.

(*a*) Voyez ci-deffus, page 533.
(*b*) *Juncker Confpect. pathof. de fudore.*

2°. Voici comment Duret finit son commentaire sur la sentence de Cos dont il est question. « Si evenerit ut » simul cum tepida febre ac miti, su- » dor erumpat, non erit pestiferus; » quia symptoma est nimiæ abundantiæ, » crudi humoris non æstu incalescentis, » proindeque in spe fida pepasmi lon- » gioris est » (a). Il peut donc arriver & il arrive tous les jours, que la fièvre prend avec la sueur, sans que celle-ci soit mortelle ni mauvaise.

3°. Le D. de H, en rapportant la sentence de Cos, s'exprime ainsi : *qui unà cum febre incidit sudor, malus est.* Il tronque la sentence, qui doit être rendue de cette manière : *qui unà cum febre incidit sudor, SI ACUTA EST, pestiferus* ; (c'est la traduction de Duret) ou bien, *sudor unà cum febre, ACUTO MORBO URGENTE, malus* ; (c'est la traduction de Juncker). On voit que le D. de H. a oublié ces mots, *si acuta est*, ou *acuto morbo urgente* (ἐν ὀξεῖ) (*); il n'y a rien gagné autre

---

(a) *Duret in Coac. de sudore.*

(*) NOTE DE L'EDITEUR. Foësius traduit comme Juncker , la sentence des Coaques: *Sudor unà cum febre , acuto morbo urgente ,*

chofe que de rendre la fentence d'Hippocrate plus infoutenable, en la généralifant & l'appliquant à toutes fortes de fièvres.

Duret applique cette fentence à une efpèce particulière de fièvre très-aiguë, & non aux fièvres ordinaires. On pourroit auffi, en fuivant la traduction de Juncker & de Foëfius, fuppofer qu'Hippocrate ne regarde les fueurs dont il eft queftion, comme étant de mauvaife efpèce, que lorfqu'elles font jointes à une maladie particulière & très-aiguë.

---

malus. Voici la traduction de Vanderlinden : *fudor unà cum febre, in acuto morbo, malus eft.* M. de H. a donc fuivi une leçon particulière & fort oppofée à celle de Duret, de Foëf de Vanderl. & de Juncker. Aucun de ces Auteurs n'avoit, comme M. de H., conçu le projet de décrier les fueurs. Je l'ai déjà dit (page 578), il faut être fort fcrupuleux dans la traduction des paflages d'Hippocrate : il eft honteux de les tourner à fon avantage, en les traduifant mal : c'eft vouloir tromper ceux qui ne fe donnent pas la peine de confulter l'original. Je pourrois auffi faire remarquer à M. de H., que Vanderlinden traduit mieux que lui la fentence des Proréthiques : M. de H. dit, *fudor in febribus acutis, malus ;* & Vanderlinden dit, plus conformément au texte : *fudor mutus, cum febribus acutis oboriens, malus.*

Mais le D. de H. ſe laiſſe emporter à ſa vivacité, lorſqu'il veut prouver quelque choſe; il eſt toujours en colère contre les ſueurs, ou, ſi je ne me trompe, contre leurs partiſans.

4°. Dût-il me ranger dans la claſſe de ceux qu'il a en vue dans ſes critiques amères, je ne puis m'empêcher de lui remettre ſous les yeux, l'avis d'un de nos anciens Médecins : c'eſt Jules le Paulmier (*Julius Palmarius*), Médecin de Paris. Je crois qu'il eſt d'autant plus important de citer cette autorité aujourd'hui, qu'on voit des Phyſiciens, & peut-être quelques Médecins amoureux du grand air, au point qu'ils ſemblent regretter les peines que nos aïeux ont pris pour ſe mettre à l'abri du froid, du chaud & de la pluie. Ils voudroient qu'on traitât toutes les maladies, *ſub dio*, au milieu des places & des champs, ſur le haut des montagnes, pour éviter le mauvais air : il faut déſormais dormir la tête nue, ſans fenêtres fermées, ſans rideau, ſans couverture, ſe baigner ſans ceſſe dans l'eau à la glace, &c. M. de H. ſeroit en ce genre un apprentif parmi nous : je ſuis ſûr qu'il n'a pas penſé à la moitié des épreuves que nous avons vu faire.

5°. Laissons parler le Paulmier : « non
» sum nescius multos fore qui non
» mirentur statim initio febris pesti-
» lentis in sudorum provocationem in-
» cumbere; cum præsertim ii Veteribus
» omnibus , maximèque Hippocrati ,
» in acutis morbis damnati sint, præ-
» terquam cum spontè diebus criticis
» ex universo corpore promanant. Ple-
» risque enim visum est eum qui febre
» sudorem arte elicit, nimiùm resiccato
» excalefactoque corpore omnia febris
» symptomata exasperare. Addunt na-
» turam cujus utiles progressus Medicus
» imitari debet, humores noxios pri-
» mùm concoquere... denique vacua-
» tionem omnem spontaneam , quæ
» morbi initio contingit idcircò symp-
» tomaticum & inutilem... verissima
» quidem & rationi consentanea sunt
» hæc omnia , sed quæ in febribus aliif-
» que morbis ab humoris putredine
» profectis locum dumtaxat habent ,
» non autem in pestilentibus aut vene-
» natis, in quibus ferè orgasmum agnos-
» cere cogimur....... sudorem per ini-
» tia statim promovere expedit quocum
» venenata pernicies in vaporibus &
» ichoribus residens, exspiret, & in te-
» nues auras dissipata evanescat... cur,

» obfecro, tantoperè fufpecta fit quam
» natura dictat & rerum eventus com-
» probat curatio ? Nemo enim eft Me-
» dicorum, qui longo medendi ufu, &
» præclaris difficilium morborum cura-
» tionibus famam fibi compararit, cui
» non explorata fit ifthæc curandi me-
» thodus... huc accedit febris fudori-
» ficæ, quæ noftro fæculo magnam Bri-
» tannorum ftragem edidit, per fudo-
» res, alexiteria & enchima alimenta,
» plurimorum experimentis comproba-
» ta curatio. Cur igitur in aliis febribus
» peftilentibus imitari minimè liceat
» quod tam felicem fucceffum, in febre
» Britannica habuiffe compertum eft...
» Ego quod feliciter fum expertus,
» non poffum, non commendare. An-
» no 1560, bubone peftilenti ac febre
» perculfus hac curandi lege... intrà
» feptem dies me periculo fubduxi...
» fed morientur nonnulli fub hac cura-
» tione : quidni ? Unum hoc fcio, plu-
» res his remediis hacque curandi me-
» thodo evafuros, quàm illâ cujus præ-
» cipua vis in catharfi & phlebotomia
» confiftit... (& in qua refolvi vires,
» & fudorem intrà remeare finunt (a) ».

____

(a) *Jul. Palmarius de morb. contagiofis.*

On ne reprochera pas à le Paulmier de n'avoir pas senti tout ce qu'on pouvoit raisonnablement opposer à sa méthode : il savoit & il exposoit tout ce que le D. de H. répète d'après Hippocrate. Mais le Paulmier avoit aussi su profiter des nouvelles découvertes, & se contenir dans les sages bornes qu'on ne franchit pas sans danger : ses remarques sont aussi bonnes aujourd'hui qu'elles l'étoient de son tems, & sa méthode des fièvres pestilentielles, trouve journellement son application dans d'autres maladies, lorsqu'elles sont traitées par des Médecins qui savent distinguer les bonnes sueurs d'avec les mauvaises ou inutiles ; des Médecins qui connoissent cet effort que le Paulmier appelle *orgasme*, ce moment décisif où la nature tend à quelque évacuation qui est tantôt favorable & tantôt nuisible.

J'ai dit que les remarques de le Paulmier étoient aussi bonnes aujourd'hui, qu'elles l'étoient de son tems. C'est de quoi le D. de H. ne conviendra sûrement pas : il implore la théorie de Boerhaave, comme l'Agneau tendre appelle sa mère, « optimus Boer-

» haave methodum adeò damnavit...
» optimè Boerhaave : fudor in initio
» acutæ febris, cujus caufa paulò per-
» tinacior... Si perennat, orbat fangui-
» nem liquido diluente, reliquum im-
» piffat, obftructiones facit lethales.
» Sanguine pofteà vix diluentibus vel
» refolventibus aufcultante, undè om-
» ne ferè genus acutorum produci po-
» teft ».

Si je voulois chicaner, je prierois le D. de H. d'expliquer clairement le *febris cujus caufa pertinacior*, de la décifion de Boerhaave : les fueurs y gagneroient quelque chofe.

Mais je ne puis laiffer paffer le *fi perennat*, qui eft décifif, & qui fait honneur à Boerhaave. *Si perennat*, fi la fueur dure : & fi elle ne dure pas ? & jufqu'à quand doit-elle durer pour être à craindre ? Voilà ce qu'il falloit expliquer. Je foupçonne que Boerhaave le faifoit dans fes leçons, & qu'il trouvoit de quoi placer quelques fueurs qui font utiles, refpectables & même critiques dès le commencement des maladies.

Le D. de H. n'eft pas auffi fcrupuleux que fon favant Maître, à qui il fait

dire

dire plus qu'il ne disoit; je le prouve par la suite du discours de Boerhaave. « Sudor initio semper cohibendus, nisi » constet materiem morbi adeò tenuem » esse, ut cum primo sudore difflari » possit » : pourquoi le D. de H. a-t-il supprimé cette période ? pourquoi la supprime-t-il dans deux ouvrages différens, *Rat. Med. Part. 8. & Part. 13* ?

Quoi qu'il en soit, voici de quoi préserver de la menace du desséchement du sang attribué aux sueurs. « La sueur, » dans la suette (où elle paroît être le » caractère le plus dominant de la ma- » ladie), soutenue par des bouteilles » remplies d'eau chaude, mises dans le » lit, peut entraîner dans cette mala- » die si pressante, une partie (du délé- » tère) : ainsi il seroit désavantageux » de la supprimer. Beaucoup de Prati- » ciens pensent néanmoins qu'on doit » les arrêter... parce qu'elles enlèvent, » disent-ils, la partie la plus fluide & » la plus subtile des humeurs, & qu'il » ne reste que la partie la plus épaisse, » qui, par sa grossiéreté, peut causer des » embarras dangereux. Je suis surpris » de ce que quelques Auteurs modernes » fort recommandables ont adopté cette » opinion... Si la masse des humeurs se

Tome III. IIe Partie. C c

» réduisoit, comme ils le croient, à la
» partie la plus grossière, ce seroit sur-
» tout le sang proprement dit qui res-
» teroit & qui domineroit ; car c'est
» de toutes les humeurs celle qui est
» la plus grossière. Or il suffit, pour se
» désabuser de cette opinion suggérée
» par l'imagination, d'avoir examiné le
» sang qu'on tire par la saignée dans
» ces maladies : on voit que le coagu-
» lum est petit, & qu'il nage dans un
» véhicule fort abondant. Il est donc
» visible que, malgré les sueurs abon-
» dantes, la partie fluide surabonde
» dans la masse du sang : ainsi on ne
» doit pas craindre dans ces maladies
» colliquatives, que les sueurs abon-
» dantes épuisent le véhicule des hu-
» meurs... *Sudor multus, calidus aut*
» *frigidus, semper fluens humidi re-*
» *dundentiam abducere opportere signi-*
» *ficat* (*Hipp. Aphor.* 6. *Sect.* 7.) » ;
ainsi s'explique M. Quesnay (*a*), dont
le sentiment méritoit l'attention du D.
de H., & qui auroit pu le rassurer sur
la crainte de voir le sang mis à sec,
& réduit en coagulum par l'effet de
toutes les espèces de sueurs.

____

(*a*) Traité des fièvres continues, Tom. 11.
Chap. 8.

Cette crainte du defféchement du fang, imputé aux fueurs, comment pourroit-elle, par exemple, faire quelque impreffion aux Médecins qui voient journellement, à nos eaux minérales, des centaines de malades noyés, pour ainfi dire, dans les fueurs, en fortant des bains & des étuves: ils favent très-bien diftinguer les bonnes fueurs des mauvaifes; celles-ci ne font pas les plus abondantes: les bonnes, quelqu'abondantes qu'elles foient, rafraîchiffent au lieu d'échauffer, elles allègent le corps, remettent l'ordre dans les fonctions, & produifent en un mot, une foupleffe générale toujours favorable à l'économie animale. On laiffe les puériles craintes du defféchement du fang à ces Théoriciens légers & fans expérience, qui calculent les effets des remèdes & des révolutions d'après leurs petits fyftêmes.

J'ai vu à Paris, dans le tems où l'on exagéroit les mauvais effets des fueurs, & la néceffité de l'impreffion conftante de l'air frais, & renouvellé, frappant le plus qu'il fe pourroit fur toutes les parties du corps des malades; j'ai vu dans ce même tems un Praticien arrivant du fond du Nord, où l'on guérit, diſoit-on, toutes les maladies, par des bains à la glace ; je l'ai vu renfermer des malades dans des étuves pendant trois ſemaines & des mois entiers, & les faire ſuer nuit & jour. J'ai examiné quelques-uns de ces malades, livrés à cette queſtion chaude, & je les ai trouvés plus frais, moins épuiſés, moins abattus que ceux qui avoient été livrés à la queſtion froide : il y a eu des malades qui ont paſſé d'une épreuve à l'autre, du froid aux étuves, des ſueurs aux bains à la glace, &c.

C'étoient des excès, des tentatives peut-être utiles.à haſarder : car enfin un Obſervateur ſage & prudent, en retiroit le profit de ſentir le peu de fondement de toutes ces théories du froid & du chaud, du ſec & de l'humide, de la fonte du ſang & de ſa coagulation.

Tout cela eſt bon ſur les bancs de l'Ecole, auxquels M. Pringle a renvoyé les diſcuſſions dans leſquelles le D. de H. s'étoit laiſſé entraîner. Je ne prendrai pas la même liberté : mais quoique je ſois fort éloigné de la méthode incendiaire de ceux qui veulent toujours pouſ-ſer à la peau, pour procurer les ſueurs ; je n'en ſuis pas moins contraire au pro-

jet de traiter toutes les maladies, sans
avoir jamais recours à l'usage des sudorifiques, plus ou moins décidés suivant
l'occasion.

Boerhaave lui-même, pour ne pas
parler d'un grand nombre de Praticiens
de toutes les nations, auroit dû pré-
munir le D. de H. contre l'espèce d'*hy-
drophobie* dont il est question. « Si seg-
» nior apparet (*motus febrilis*), exci-
» tabitur ope cardiacorum.... acre pau-
» lulùm calidiore... medicamentis acrio-
» ribus, volatilibus aromaticis, fermen-
» tatis frictione, calore (*a*)... anxie-
» tas febrilis... ubi advertitur affectio
» spasmodica causa esse, tollitur... acre
» expellendo per purgantia, sudori-
» fera (*b*)... diarrheæ febrilis... curatio
» absolvitur... & determinatione alior-
» sum per sudores (*c*)... anginæ aquosæ
» curatio... copiam lymphæ evacuando...
» & sudoriferis siccis, externis, inter-
» nis (*d*)... sudorifera in febribus...
» radic... apii unc. sem. bardanæ, chinæ

(*a*) *Aphor. de cognosc. & cur. morb. aphor.* 611.
(*b*) *Ibid. aphor.* 634.
(*c*) *Ibid. aphor.* 722.
(*d*) *Ibid. phor.* 796.

» ana unc. chicor. gramin. petrofel. ra-
» par. rufii ana unc. fem. farfæparill.
» unc. 1. fcorfon. unc. fem. fol. acetos.
» chicor. endiv. taraxac. ana man. 1.
» flor. fambuc. unc. 2. femin. contus.
» apii, petrofel. ana unc. 1. cum aqu.
» decoct. pint. 3. exhibe... hauriat
» unc. 111. calidas. omni quadrante
» horæ donec leviter fudet... ex hac
» formula *INFINITÆ ALIÆ* conci-
» nuari poffunt (*a*) ».

Il eft évident par tous ces paffages de Boerhaave, qu'il employoit quelques fudorifiques, même dans les fièvres. S'il faut en juger fur le dégoût que le D. de H. paroît avoir pour les fueurs, jamais aucun de fes malades n'a pris trois onces d'apozème fudorifique, de quart-d'heure en quart-d'heure : jamais, fuivant fon aveu, il n'a effayé de procurer une fueur même falutaire, *nunquàm... fudorum crifim... à me... arte provocatam viderunt ... medicinæ ftudiofi* (*b*). Il s'eft donc écarté des principes de fon Maître : on ne fait pas même s'il y a jamais donné à fes ma-

---

(*a*) *Libell. de mater. med. pag. 95.*
(*b*) *Rat. Med. par. 13.*

lades des boissons chaudes (*calidas*), comme Boerhaave : il laisse seulement entrevoir qu'il a fait boire sa tisanne de M. de Sainte-Catherine , tiède, ou dégourdie (*calidè aut tepidè saltem*), & que ces malades en boivent rarement deux pintes , & très-souvent six , & davantage. (*Et plus adhùc*) (*).

Mais quelle horreur pour les sueurs ! il faut la vaincre s'il se peut : on ne doit point laisser un galant homme s'égarer dans les labyrinthes du préjugé. Si l'exemple de le Paulmier, qui se fit suer lui-même avec succès , ne suffit pas pour convertir le D. de H, en voici un autre. Nicolas Chesneau : il avoit pratiqué la Médecine dans nos Provinces méridionales ; il étoit par conséquent en état de connoître les effets de la chaleur même excessive sur

---

(*) NOTE DE L'EDITEUR. Je passerai tout cela à M. de H. , pourvu qu'il n'imagine pas être l'Inventeur de cette abondante boisson. Nos Médecins de la génération précédente avoient toujours dans la bouche ces mots sacramentaux : je voudrois que vous fissiez passer la rivière dans votre corps ; lavez, humectez; la boisson est de toutes les distractions qu'on procure aux malades, la plus en vogue.

Cc 4

nos corps (*), écoutons-le, il va faire
la propre histoire.

« Fluxio ita morborum causa univer-
» salis est, ut omnes ferè species inve-
» here possit... capitis refrigeratio flu-
» xionis causa... quam studiosissimè ca-
» vere omnibus consulo, præcipuè ur-
» banis... parvulæ fluxiones, etiam ca-
» pite robustis, & toto corpore sanis
» fiunt sola partium externarum calva-
» riæ subita refrigeratione... quæ in
» partes proximiores procludantur... Si
» caput impensè refrigeretur, varios
» humor excitat dolores... alias cum
» febre levi, aut acuta pro natura pu-
» trescentis humoris... causam horum

(*) NOTE DE L'EDITEUR. Rivière qui connoissoit aussi l'air & les maladies de nos Provinces méridionales, s'exprime ainsi : « morbi
» acuti frequentiùs multo per sudores, quàm
» aliam quamvis evacuationem solent judicari :
» ideò exactiores erimus in futuri sudoris signis
» investigandis » : suivant la théorie de M. de
Haen, l'espèce humaine auroit dû finir par la
pourriture dans nos Provinces méridionales.
Varandal avoit déjà dit avant Rivière, « nulla
» est sudore, frequentior vacuatio, in febri-
» bus, nulla quæ citiùs aut feliciùs istarum
» curationem absolvat, &c. » souffrir des sueurs
dans un air comme celui de Montpellier, c'est
un piacle, *piaculum !*

» frigidam fere femper invenies... tunc-
» que magis nocet aeris frigidioris oc-
» cùrfus, à vento frigido, vel mora fub
» dio... mora in locis frigidis nudo ca-
» pite, propter æftum, præfertim fi
» fudore diffluat, fintque loca zephiris
» pervia... modus abfumendæ (curandæ)
» fluxionis omnium validiffimus, in
» diætâ fudorificâ verfatur... qui voluerit
» fudorem fine noxa elicere, fudet in
» laconico... optimum medicamentum
» foret... hydroricum... quod virtute
» fpecificâ fudores eliceret; maximum
» arcanum auro probatiffimo emen-
» dum (*)... nullus non morbus à flu-
» xione febre etiam acutâ comitante,
» non cederet, & alii multi qui indi-

(*) NOTE DE L'EDITEUR. Plût à Dieu en
effet qu'on eût un fpécifique pour la fueur,
tel que l'étoit, au dire d'Homberg (*Mém. de
l'Acad.* 1712.), celui d'un Charlatan qui dé-
bitoit une poudre où entroient le foufre &
la litharge, & dont on faifoit, en y mêlant de
l'huile, une pâte qu'on frottoit entre les mains.
Il paroît que cette pâte fut de mode à Paris du
tems d'Homberg; nous y avons vu depuis peu
célébrer l'onguent mercuriel d'un nommé *Ga-
laber*, qui a trouvé le moyen de frictionner
tout le monde, grands & petits; il a excité
une fermentation éphémère dont les fages ont

» gent fudoribus... in infantia, pue-
» rilia & adolefcentia, ufquè ad an-
» num 22, nunquam per noctem dor-
» miens, pileo tectus, quamdiù ex
» patria (Maffilia), non exceffi... juxtà
» Cifteronienfium Civitatem, cum pla-
» ga illa noftra Maffilienfi effet frigi-
» dior, fluxionem, annum agentem 22,
» me fuprà dentes commovit... quâ per
» multos annos afflictus fum... ex eo
» tempore, nocturnum pileum geftare
» coactus fum ; cæpique pedetentim
» magis ac magis pænas luere, quòd
» ab exercitio, fudore diffluens, nudo
» capite multoties frigus collegiffem...
» anno ætatis 24. (Parifiis degem)...
» non reftitit humor in genâ ; fed circà
» unum ex aliis defluxit... febrem va-
» lidam efficiens.... in Vafconiâ... inter-
» diù noctuque ftatim à prandio , à
» cænâ , in opus incumbens... tempera-
» mentum omninò evertitur... debilis
» facta ventriculi concoctrix... undè

---

gémi , & dont beaucoup ont été les dupes &
les victimes , comme cela arrive dans nos
grandes villes où les fyrops, les poudres, les
bols, les fondans, les antifcorbutiques, les
purifians & tels autres remèdes , pretendus uni-
verfels par les Marchands d'arcanes, ont chacun leur tour.

» pryalifmus, rugitus... in oppido no-
» mine *Nogaro* , Medicinæ factitandæ
» gratiâ veni... noctes ducebam infom-
» nes... omnis decubitûs impatiens...
» nullum vinum excalefaciendo ftoma-
» cho idoneum... poft fenfum frigoris
» in capite.... erumpebant fæpè de nocte
» inter dormiendum, matutinis horis
» fudores..... pro certo habebam ,
» fi fubfifterent me magis doloribus
» obnoxium fore : quòd itá contigit...
» ab eo enim tempore, quo fudores
» non ampliùs manare cæperunt, va-
» riis doloribus infolitis fum affectus...
» cardialgia... tufficula... cum excreatio-
» nibus Phthificorum fimilibus... hac
» de caufa ftatui in pofterum thoraces
» leviores non ampliùs geftare, fed
» Hifpanorum more, uti, quocumque
» tempore craffioribus veftimentis ;
» ex quo obfervato non ampliùs in
» talem affectum incidi... ex his dif-
» cendum corpora eorum qui doloribus
» à fluxione torquentur, omni ftudio à
» frigore tueri oportere... poft quam
» fudores fpontè inter dormiendum
» manantes fubftiterunt, videns excre-
» tionem hanc, folâ naturâ duce, ple-
» rifque & mihi profuiffe... arte volui
» imitari... confeci caveam inquâ. . .fine

Cc 6

» ullâ preparatione ad libitum sudores
» moverem... non solum in re presenti
» emolumentum percepi ; sed etiam
» supervenientibus in posterum dolori-
» bus... utque caput meum frigoris non
» sentiret appulsus... imposui capiti
» quidquid arcendo frigori necessarium
» erat... ex quibus tantum emolumen-
» tum percepi, ut scripto non possit
» concipi... tanta mihi non fuit visûs
» debilitas... magni est momenti ad
» sanitatem, sola caloris partium cus-
» todia... hæc omnia, primùm in aliis,
» deindè in me rerum usu compro-
» bata (*a*) ».

Cette opinion de Chesneau est fort
opposée aux idées qui se font répan-
dües de nos jours : mais elle est rem-
plie de sagesse & de bon sens : Chefneau a très-bien connu l'histoire des
maladies catarrhales, & il en a même
entrevu la théorie qui est fondée aujour-
d'hui sur la connoissance du tissu cellulaire : or les maladies catarrhales ne
font pas toutes froides & aqueuses,
elles font souvent chaudes avec la fièvre
& beaucoup d'accidens nerveux ; elles

(*a*) Nicol. Chefneau, *observat. medic. de
catarrhis seu fluxionibus.*

n'en sont pas moins sujettes à se terminer par les sueurs, comme on le
voit par l'histoire des malades guéris
dans les Epidémies d'Hippocrate. Les
Médecins qui traitent ces espèces de
maladies, ne peuvent donc perdre de
vue l'évacuation qui se fait par la peau,
à moins de vouloir renoncer de propos
délibéré, à une source de secours
propres à favoriser l'intention de la
nature.

Le plus cruel de ses ennemis seroit
un Médecin, qui sous prétexte d'épargner aux malades quelques petits inconvéniens de la chaleur, auroit conçu
le projet opiniâtre d'empêcher toutes
les sueurs, & de les repousser toutes,
ou par l'air & les boissons froides, ou
par la négligence des remèdes appro-
priés. La crainte de l'inflammation &
de ses suites, celle de la disposition à
la pourriture, à quoi nos humeurs sont
sujettes, a produit bien des excès nui-
sibles, &, j'ose le dire, ridicules (*). *In-*

(*) Note de l'Editeur. Il est assurément
ridicule de s'épouvanter de l'effet de quelques
verres d'eau de scorsonère, ou de quelques
gouttes d'esprit volatil huileux, lorsqu'on ne
craint pas de donner le quinquina à poignées,

flammationis facinora haud pauca haud incelebria, temporibus noftris (a).

Le fage Docteur Pringle, qu'on ne trouvera pas mauvais que je regarde comme le moins partial de tous les Difciples de Boerhaave, nous a ouvert les yeux au fujet de l'action des alkalis volatils, qu'on croyoit fi propres à augmenter la pourriture : il a heureufement confervé les moyens de lier au befoin la pratique de Silvius Deleboé, avec celle des Médecins fages de tous les fièclès : il a rompu le mur de féparation qu'un mal-entendu avoit mis entre la vieille & la nouvelle Ecole de Leyde. Le D. de H. ne nous accufera point de lui citer des Médecins, dont il puiffe refufer le témoignage, pour nous fortifier contre fon horreur pour les fueurs.

& le fyrop de pavot par verrées. Il eft ridicule d'ofer foumettre les malades à toutes les tortures de l'électricité, lorfqu'on craint de fermer les portes & les fenêtres de leurs appartemens. Il eft ridicule de craindre les effets des vomitifs, lorfqu'on ne craint pas ceux des véficatoires, & de craindre d'imiter Hippocrate, qui faifoit vomir, tandis qu'on ne craint pas de l'imiter pour hafarder le trépan, &c. &c. Ceux qui auront parcouru les ouvrages de M. de H., entendront cette note.

(a) *Aquitaniæ minerales aquæ*, D. de Bordeu.

Je le répète avec confiance d'après le Paulmier (a) : il n'eſt pas de Praticien un peu expérimenté, qui n'ait vu des cas comme déſeſpérés, dans leſquels des cordiaux & des ſudorifiques même bien forts, eſprits volatils, & autres, ont arraché des malades à la mort, à la fin de ces maladies malignes où les forces ſont abattues par la quantité de matière qu'il faut expulſer vigoureuſement par toutes les voies. Il y a des momens dans les maladies aiguës, où l'on ſe trouve forcé d'employer les remèdes encore plus actifs & plus incendiaires, que dans les maladies chroniques les plus froides : il y en a dans leſquelles l'affaiſſement & les étranglemens intérieurs ſont ſi conſidérables, que les remèdes doivent être employés à des doſes incroyables, mais dont un Médecin inſtruit ne redoute point l'effet.

Ces momens critiques ſe préſentent quelquefois dès les premiers jours, dès les premiers redoublemens des maladies, & avec des ſueurs qui ſemblent pernicieuſes, mais que des cordiaux rendent quelquefois critiques, en ra-

____

(a) Voyez ci-deſſus, pag. 597,

nimant la chaleur & développant le pouls : c'eſt le cas de ces ſueurs dans leſquelles le pouls eſt moitié critique, moitié non critique (*a*).

Après tout, il y a quelque choſe d'organique dans les ſueurs : il ne faut pas les conſidérer uniquement du côté par lequel elles ſembleroient pouvoir dépouiller le ſang de ſon eau naturelle. Valles l'a très-bien obſervé ; *hic gaudet ſudore, ille minùs :* il y a des tempéra-mens naturellement enclins aux ſueurs ; il y a des maladies que la nature aime à terminer par cette évacuation ; les purgatifs ſont quelquefois néceſſaires pour ouvrir le ventre ; les ſudorifiques ſont même néceſſaires pour ouvrir la peau : cette partie eſt ſujette à ſes dé-voiemens & à ſes fontes, comme les entrailles. Des purgatifs guériſſent quel-quefois des dévoiemens ; des ſudori-fiques guériſſent de même des ſueurs : dans les deux cas, c'eſt en épaiſſiſſant la matière de l'évacuation, c'eſt en aſſurant une criſe que la nature ne produit qu'incomplétement, c'eſt en réveillant des organes pareſſeux, &c. que ces effets s'opèrent.

(*a*) Voyez ci-deſſus, pag. 558.

« Il eſt douloureux pour nos Méde-
» cins (François), & dangereux pour
» l'eſpèce humaine, que l'uſage des
» émétiques & des purgatifs, dans les
» fluxions de poitrine, ne ſe trouve
» pas conſigné dans les ouvrages mo-
» dernes, auxquels le goût & le ſuf-
» frage du ſiècle, la mode & le bruit
» de tant de bouches qui ſe répètent à
» l'envi, ſemblent aſſurer l'immortalité.
» J'y voudrois auſſi quelques additions
» ſur l'emploi des ſudorifiques, dont
» j'ai vu de bons effets : la nature ne
» hait pas ces remèdes dans les mala-
» dies cellulaires de la poitrine ; parce
» que la poche cellulaire de cette partie
» a des rapports ſinguliers avec toute
» l'habitude du corps. Valles avoit vu
» employer les ſudorifiques avec ſuc-
» cès : Silvius Delebœ en faiſoit ſa
» principale reſſource ; il les manioit
» plus ſagement que Van-Helmont (a) ».

Le D. de H. ſera-t-il fâché que ſes
ouvrages ſoient mis au nombre de ceux
dont il eſt queſtion, & auxquels nous
deſirons qu'il ſoit fait quelques additions, ſur l'emploi des ſudorifiques &

____

(a) Recherches ſur le tiſſu muqueux ou
cellulaire, &c.

des émétiques : j'y ajouterois volontiers celui des bains pour les maladies aiguës, comme propres à procurer la fueur, &c.

Le penchant de la nature pour les fueurs, dans les maladies cellulaires de la poitrine, me paroît très-bien apperçu dans cet endroit du *feptième livre des Epidémies* : « quibus tuffes Hyeme » maximè auftro fpirante, craffa & mul- » ta exfcreantibus febres accedunt... hi » non per totum corpus, fed aut circà » cervicem, aut fub alis, aut capite » fudantes liberantur ».

D'ailleurs, cette même fentence du *feptième livre des Epidémies*, pourroit fervir de bafe à la théorie des fueurs locales : *ubi fudor, ubi morbus :* Hyppocrate l'a dit, & on lui a fouvent imputé de s'être trompé à cet égard : il n'y auroit qu'à s'entendre : il faudroit fe rappeller que tout le tiffu cellulaire qui compofe l'enveloppe générale du corps, n'eft que le produit du tiffu cellulaire des organes intérieurs ; ceux-ci ont chacun leur dé-partement dans l'enveloppe générale. Ce que je dis du tiffu cellulaire, doit auffi s'entendre des nerfs & des vaif-feaux. Les fueurs locales ont donc, pour ainfi dire, leur racine dans l'in-

térieur, comme les enflures œdéma-
teuses ou variqueuses. *Ubi sudor , ubi
morbus :* cela ne veut pas dire que la
maladie a son siège principal dans la
partie qui sue ; mais cette partie com-
munique, par le tissu cellulaire & les
nerfs, avec l'intérieur qui souffre : au
moyen de cette communication, la
sueur se montre dans la partie extérieure. Ainsi on peut dire avec Hyppocrate, que la maladie, quoiqu'elle ait
son siège dans l'intérieur, s'étend toujours plus ou moins à la partie qui sue.
La maladie est dans le département
du viscère souffrant, & le lieu de ce
département se connoît par la sueur,
&c. &c. &c.

Arrêtons-nous un moment avec de
Leboé, pour qui un Elève de l'Ecole
de Leyde, tel que le D. de H, doit
conserver un fond de respect. Voici
quelques-unes de ses décisions sur les
sueurs. « De Doctoribus cathedralibus
» non loquor, sed Clinicis, atque ægris
» medicinam facientibus, ubi nihil ju-
» vat obtundere, aut obruere multilo-
» quio discipulos (*) ; sed maximè con-

____

(*) NOTE DE L'EDITEUR. *Doctoribus cathe-
ralibus... obruere multiloquio discipulos !* Voilà

» venientibus ac felectiffimis medica-
» mentis reftituere ægros... fudorifera
» plurima occurrunt... materia fudoris
» non femper per habitum corporis &
» poros, fed non rarò per renes...
» nihil certè periculi imminet ægris
» ab affumptis fudoriferis, quamvis
» nullus prodeat fudor... id pendet,
» aut ab humore peccante, aut à tegu-
» mentis nimiis ægros penè fuffocan-
» tibus, quod imprimis culpandum &
» vitandum, in fudore movendo : hac
» in parte delinquunt adftantes & gre-
» garii Medici... Vifciditas humorum
» impedit... quæfitum fudorem... fudo-
» riferis fenfim ad fudorem difponun-
» tur humores... iis diffolvetur pituita,
» folvitur obftructio; aperientur pori...
» fudori parabitur via... quod inculcavi
» fæpiùs, iterum inculco, feftinandum
» lentè in medicinâ... fi fudor veniat,
» movendus ; fatiùs eft ipfum lentè ac
» repetitis vicibus propelli... ne ab uno
» extremo conjiciatur peccans humor
» in alterum, fecundùm tritum, pro-

---

un bon confeil qui peut fervir à tous les don-
neurs de leçons. *Obruere multiloquio difcipu-
los :* nous appellerions cela prendre le ton de
Maître, &c. &c. &c.

» verbium : ſtulti dum vitant vitia, in
» contraria currunt (a) ».

Le D. de H. peut juger par lui-même,
juſqu'à quel point Sylvius Deleboé a
tort ou raiſon : jamais Sydenham n'a
rien dit ni pu dire de ſi ſage ſur les
ſueurs : jamais Boerhaave n'a enfanté
une plus gentille *théoriette*.

J'appellerai un autre témoignage à
notre ſecours : celui de Gorter, dont le
D. de H. fait ſans doute le cas qu'il
mérite. « In eam incidi methodum (*dit*
» *Gorter, en parlant d'une maladie épidé-*
» *mique qu'il avoit traitée*), quæ mor-
» bi materiem per inſenſibilem tranſpi-
» rationem educit... morbus catarrho-
» ſus... paucis hominibus parcens ,
» multos opprimens... in quo difficilis
» reſpiratio , tuſſis anxietas, dolores
» pectoris ferè pleuritici... leve deli-
» rium , diuturniores vigiliæ vel ſopo-
» res... cum quadam febricula quæ in-
» tenditur & maligna fit... in quibus ,
» dum ſatis vehemens febris... nullum
» medicamentum aptius, quàm ſpiri-
» tus ſalis ammoniaci extemporaneus...
» adjeci julap. ex hyſſop. ſcabios. cum
» ſyrup. papav. contrayervæ pulverem.

____

(a) *Sylv. Deleb. Prax. med. appendix.*

» oleum diſtillatum faſſafras in elæo-
» ſaccharum... theriac. tinctum croci...
» aliaque diaphoretica, &c ».

Je ne puis oublier une réflexion qui m'a ſouvent occupé. J'ai comparé le travail de la fièvre à celui de l'incuba-tion : on ſait à quel état de maigreur ce dernier réduit une poule ; c'eſt le malade dont les forces s'uſent pendant la maladie : l'œuf réſiſte ſans ſe pourrir à un degré de chaleur qui développe l'embryon, comme la fièvre fait la coc-tion de la matière morbifique , ſans cauſer la pourriture des humeurs & des organes. Vouloir procurer cette coction au grand air , ſans un peu de chaleur concentrée, & en éteignant toute celle que la maladie produit ; c'eſt, ſuivant moi , vouloir faire éclorre un œuf, ſans le degré de chaleur qui lui convient. La poule maigrit en couvant ; ſes excré-mens deviennent d'une odeur plus fé-tide qu'on ne peut l'imaginer ; mais l'embryon végète dans l'œuf & y vit ſans s'y pourrir. La fièvre affecte tout le corps , elle l'échauffe d'une manière ſenſible ; mais elle procure, à la faveur de cette chaleur, de bonnes digeſtions, de bonnes coctions , & des excrétions critiques de bonne eſpèce ; il ne faut donc pas l'étouffer sous prétexte de ne pas vouloir brûler les malades ; il faut encore moins les exposer à toutes les intempéries des saisons.

Quant aux mauvais effets de l'air chargé des vapeurs animales, qu'on exagère au point de craindre que les malades qu'on fait suer ne s'empoisonnent eux-mêmes, comme tout ce qui les environne, le remède à ces accidens est si aisé, que pourvu qu'on ne tombe pas dans l'excès de glacer les malades pour les empêcher d'étouffer, il y auroit de la mauvaise humeur à s'y refuser, comme il y auroit de l'impéritie à trop redouter l'entrée de l'air extérieur dans la chambre des malades : mais il y a des momens pour suer, & d'autres pour purifier l'air.

D'ailleurs l'air, pour nous être utile, doit peut-être être chargé de certains miasmes, de certains corps étrangers qui adoucissent son ressort, & l'empêchent de nuire. S'il est vrai que les exhalaisons dont l'air se charge, sont comme autant de mophètes pernicieuses aux animaux & aux végétaux eux-mêmes, ne peut-on pas avancer aussi que les exhalaisons douces & nouvelles des animaux & des végétaux, rendent

l'air plus analogue à la poitrine ? Il semble que la nature ait craint d'expofer
les organes des animaux à l'air le plus
pur. La tranfpiration qui fort du poumon, celle qui entoure tout le corps
des animaux, eft une efpèce de rempart
& de laboratoire, où l'air fe charge de
certaines parties qui l'adouciffent &
qui l'incorporent déjà, pour ainfi dire,
dans l'animal qui va le refpirer : ces
préparations foat une efpèce de digef-
tion à laquelle l'air doit fe prêter, &
à laquelle un air vierge, comme celui
des montagnes, par exemple, réfifte
peut-être trop.

Il n'y a qu'à faire attention à ce qui
fe paffe dans les jeunes animaux. Tous
leurs organes des fens ont été munis
d'un certain rempart qui s'oppofe à
l'effort de l'atmofphère, l'organe de la
vue, celui de l'ouïe, & la peau elle-
même, ne s'accoutument que peu-à-
peu à leurs fonctions : le poumon a,
pour fe préferver des impreffions trop
fortes de l'air, une grande quantité de
tranfpiration. C'eft dans cette tranfpiration que fomente une chaleur convenable, que les animaux déjà formés
vivent, & que les jeunes grandiffent.
Prenez garde à la nature de l'air que

ceux-ci

ceux-ci respirent dans leurs nids, dans des grottes, sous la terre, où l'air ne se renouvelle qu'imperceptiblement, ainsi que dans un bercail, dans une écurie, &c. enfin voyez comment les Bouchers & les Cuisiniers engraissent & deviennent vigoureux dans l'atmosphère dans laquelle ils vivent.

Ces exemples, & bien d'autres que nous pouvons rapporter, prouvent que le vent, le froid & l'air trop subtil détruisent l'atmosphère animale, s'il est permis de parler ainsi : ils irritent trop vivement la peau & la dérangent dans ses fonctions.

On ne nous accusera pas sans doute d'ignorer combien il est souvent important de renouveller l'air trop chargé d'exhalaisons pernicieuses: mais il y a un milieu raisonnable en toutes choses; en toutes choses, il faut éviter les excès (a).

Tout ceci peut aisément s'appliquer à l'état de maladie où les organes affoiblis peuvent avoir d'autant plus besoin d'être ménagés à l'égard de l'air, tout comme l'œil irrité & enflammé a be-

______

(a) Recherches sur l'usage des eaux de Barèges, dans les écrouelles, année 1751.

foin d'être ménagé à l'égard de la lu-
mière, &c.

Si par hafard quelque malade rempli de ces réflexions (auxquelles on ne
refufera pas au moins l'avantage de
paroître raifonnables), fupplioit le D.
de H. de le laiffer tranquillement fuer,
de le couvrir à fa manière accoutumée,
de le faire fuer avec quelques boiffons
chaudes, avec quelques taffes de thé,
ou avec quelques brins de thériaque :
nous efpérons que fa prière feroit écou-
tée favorablement (*).

Quant à nous, nous ne pourrions
habiter tranquillement nos chambres
& nos maifons, fi nous fuivions les
impreffions qu'on veut nous donner fur
le compte de l'air enfermé : s'il en faut
croire ces amateurs du vent & du grand
air, qu'on voudroit fouffler jufques dans
les lits de nos malades, lors même
qu'ils font en fueur : nos Anciens man-
quèrent de bons fens en meublant nos

(*) NOTE DE L'EDITEUR. Et moi je crois
fortement que fi le D. de H. trouvoit fur fon
chemin un malade qui eût été mordu d'une
vipère, il ne lui feroit pas prendre une goutte
d'eau de Luce, parce que c'eft un alkali qui
ne manqueroit pas de pourrir les humeurs, &
un fudorifique qui defsécheroit le fang.

maisons & en les couvrant, en imaginant nos lits & nos fenêtres vitrées, & sur tout nos cheminées ! Que ne nous laissoient-ils dès notre enfance, exposés à toutes les injures de l'air? que ne nous marquèrent-ils la même place qu'à ces sortes de Maniaques, qu'on laisse nuit & jour, & pendant des années entières, respirer l'air de toutes les saisons, au milieu des cours ! Pourquoi nos pères nous apprirent-ils à faire cuire nos viandes, à faire du bouillon : tout cela n'est bon qu'à engendrer la pourriture, & à tourner nos humeurs à l'alkalescence, &c. Il est bien étonnant qu'ils se soient avisés aussi de suer, & de vouloir nous apprendre à suer : vieux préjugés que tout cela ! ces manières grossières ne vont pas à nos corps glorieux : jamais l'Hôpital du D. de H. ne fut *conspurcé* ni *inquiné* par les sueurs (*) !

(*) Note de l'Editeur. L'air y est toujours pur & tempéré : en été, les fenêtres & les portes y sont ouvertes jour & nuit... les malades sont levés deux fois par jour.... ils sont servis par des Gardes.... qui leur ôtent les poux & les punaises... qui vuident les bassins, qui soignent leur croupion lorsqu'il est blessé, &c. &c. &c. On peut voir tous ces

Mais qu'il ne nous dise point que le D. F. & le D. de B. manquent de confiance pour les sueurs critiques : cette confiance est plus vive & plus évidente chez eux que chez lui : ils

---

lieux communs patiemment narrés dans la *treizieme Part. du Rat. Medendi.* Quelles nouvelles & quelles leçons ! il faut avoir bien du courage, pour entreprendre d'écrire ces minutieux fragmens de Médecine. Je reviens aux remarques sur les Hôpitaux où j'ai été conduit ailleurs (a). Plus on me parlera de ces loix générales de propreté & autres des Hôpitaux, & plus je dirai que ce sont des inconvéniens de ces maisons publiques : chaque malade doit s'y éveiller, avoir besoin d'air, avoir besoin de la promenade à la même heure : il doit être en état de faire la prière, de permettre qu'on fasse son lit, à l'heure où cela se fait pour tout le monde : il faut qu'il dorme, quand ses voisins dorment : il faut que tous prennent le bouillon, la soupe, la nourriture à la même heure, &c. ; que tous respirent l'air chaud ou froid au même degré, qu'ils aient tous le même bouillon, souvent la même tisanne : voilà, dis-je, des inconvéniens de nos grands Hôpitaux les mieux réglés. M. de H. auroit pu y pourvoir dans son hospice ; il pouvoit y avoir une chambre pour chaque malade : peut-être aussi feroit-il tout aussi bien de laisser les malades chez eux, où ils seroient au moins à l'abri des orages & du serein, &c.

(a) Voyez ci-dessus, pag. 552.

ont aussi suivi de plus près que lui, l'esprit d'Hippocrate, sur ce point : c'est ce qu'il falloit démontrer.

Réflexions de l'Editeur.

J'ESPÈRE que M. de Haen sera bien aise que je lui aie procuré la lecture de cette Dissertation sur les sueurs ; elle est calquée sur les ouvrages d'Hippocrate, dont il est Amateur déclaré & Disciple fidèle.

J'aurois bien des moyens de fortifier, s'il en étoit besoin, le système qui est exposé dans cet article : je me contente de rapporter pour cette fois ces paroles remarquables de Houllier : « su- » dor optimus... cum pulsu bono & un- » doso... quem excitare opportet... in » sudore Anglico... aiunt... quòd sup- » presso sudore moriantur... sudores » alias cohibere, alias excitare oppor- » tet... critici excitari debent... modus » autem esse debet... modum tibi indi- » cabit pulsus qui per hujus modi ex- » cretiones vehemens & magnus : quo » verò tempore talis permanet, nihil » ab excretione tibi metuendum. Ubi » verò cæpit imminui & languescere, » sistenda hæc excretio... in summa, » nullus sudor vi exprimendus est : sed

» ubi natura eam excretionem molitur,
» tum quidem adjuvanda eſt... certiſſi-
» mum indicium ſalutaris ſudoris, è
» pulſu colliges, qui magnus & undo-
» ſus eſſe debet; ſi-quidem ſudor ſalu-
» taris futurus eſt... ſi naturæ victoria
» eſt, pulſus magnus erit & undoſus;
» neque tum ſudor cohibendus ; ſed ſi
» reſiſtit, incirandus : dum incipiet pul-
» ſus langueſcere ».

Il eſt bien étonnant qu'un homme auſſi bien fourni d'érudition que l'eſt M. de Haen, n'ait pas trouvé cette déciſion de Houllier, digne d'être rapportée & commentée dans ſes réflexions ſur les ſueurs. J'oſe auſſi renvoyer M. de Haen à la lecture du mot *ſueur* de l'Encyclopédie : il verra dans cet article qui appartient à M. Daumont, ſavant & ſage Profeſſeur de Valence, qu'on connoît en France, & Hippocrate & les autres bons Auteurs : il pourra encore jetter les yeux ſur le Dictionnaire de Médecine de James ; & j'ai lieu de croire qu'il conviendra que ce qu'il a dit des ſueurs, dans ſon *Ratio Medendi*, n'étoit pas fort néceſſaire.

Les opinions des Chinois méritent auſſi attention, dans ce qui regarde le pouls. « C'eſt une maxime reçue chez

» eux, dit M. Menuret, que lorfque
» le pouls eft *féou*, fuperficiel, externe,
» facile à fentir en pofant fimplement
» le doigt, il faut faire fuer le ma-
» lade ».

Je dois avouer en paffant, que j'ai
oublié de renvoyer au traité du pouls
de M. Menuret, lorfqu'il a été queftion
des Chinois (à l'article de M. Labrouffe). Il eft certain qu'ils ont fur le
pouls des groffeffes, une opinion fort
approchante de celle de M. Labrouffe.
Ce fage Obfervateur ne connoiffoit pas
apparemment le traité de M. Menuret;
il s'eft uniquement occupé de fes obfervations, fans fe diftraire par les opinions des autres; c'eft un fort petit
inconvénient. Mais lorfqu'il fera queftion de rendre à chacun ce qui lui eft
dû fur cette partie de la pulfimantie,
il faudra remercier M. Menuret feulement, d'avoir déterré le fyftême des
Chinois.

Quelqu'un qui diroit au fonds les
mêmes chofes que ce Médecin, & qui
croiroit apprendre quelque chofe de
nouveau, en publiant avec complaifance
qu'il a confulté Duhalde, fe mettroit
dans le cas de fe faire dire : que ne

confultiez-vous auffi M. Menuret, &
d'autres que vous devriez connoître."

Le parallèle de nos opinions avec
celles des Chinois, eft un ouvrage que
nous attendons : nous pouvons dire
d'avance, que l'art fphygmique y ga-
gnera beaucoup.

Si les Chinois nous ont précédés
dans quelque autre point de doctrine ou
d'obfervation, leur opinion fera la
preuve des nôtres, & les nôtres éclai-
reront & appuieront la leur. Si on eût
dit à Harvée que la circulation étoit
connue à la Chine, ou qu'il ne faifoit
que la renouveller des Chinois, apparemment il auroit répondu : j'en fuis
fort aife ; tant mieux pour les Chinois,
& tant mieux auffi pour ceux que j'ai
mis à portée d'entendre la doctrine de
ces peuples.

D'ailleurs il faudroit bien fe garder
de dire des opinions qui fe trouvent
dans Hippocrate, & que nos Modernes
ont éclaircies, qu'elles font renouvellées
des Chinois. Elles font vraiment renouvellées d'Hippocrate : fi, comme lui,
les Chinois ont confulté la nature, ils
ont agi avec bon fens, & nous devons
tâcher de les imiter.

Quoi qu'il en foit, on a extrait la differtation fur les fueurs, à laquelle j'ajoute ici mes réflexions, d'un commentaire manufcrit, fur le premier & le troifième livre des Epidémies. La date de ce commentaire eft plus ancienne de quelques années que celle du *Ratio Medendi.*

Quelques Médecins, parmi nous, Difciples fidèles d'Hippocrate, étudioient fes ouvrages, & s'enrichiffoient de fa doctrine, lorfque nos differtations fur les crifes & fur le pouls virent le jour; les écrits de ces Médecins, antérieurs à ceux de M. de Haen, prouvent ce que j'avance : s'il eût connu ces écrits, il y a lieu de croire qu'il auroit fait grace à leurs Auteurs de l'anathême dont il charge tous fes Confrères, en les accufant d'ignorer la doctrine de l'Ecole de Cos ; & il n'eût pas afflurément hafardé qu'il eft le feul Emule d'Hippocrate. *Nos fumus verè Hippocratici.*

Ce que je publie aujourd'hui, & qu'on a dû néceffairement accommoder aux circonftances amenées par M. de Haen lui-même, pourra lui faire faire de nouvelles réflexions. Devions-nous ne pas répondre à fes vives forties contre

D d 5

quelques-uns de nos Auteurs ? Notre silence eût pu laisser subsister des impressions défavantageuses dans l'esprit de certaines personnes trop crédules.

Que M. de Haen nous permette encore de lui retracer cette maxime qui se trouve consignée dans les ouvrages du divin Hippocrate. « Hoc jurejuran- » do affirmare audeam, Medicum *RA-* » *TIONE UTENTEM*, alterum nunquam » invidiosè calumniaturum ; sic énim » animi impotentiam prodet : verùm id » promptiùs faciunt, qui forensem quæf- » tum sectantur ».

L'idée d'Hippocrate étoit qu'indépendamment de la mal-honnêteté qu'il y a à sévir brusquement & indécemment contre des Confrères, chacun doit craindre la réplique à des imputations que la passion peut seule dicter. Ceux qui ne se plaisent qu'à jouer des scènes publiques, & à faire parler d'eux de quelque façon que ce puisse être ; ceux qui se laissent aveugler par l'ambition, font à ce prix exemptés de se taire, par le conseil même d'Hippocrate : M. de H. a usé de ce privilège ; il a pris un parti qui lui a réussi comme il doit l'éprouver.

Il semble s'être fait un point capital de

harceler tous les Médecins de réputation : on compte presque ses écrits par le nom de ceux qu'il a tâché de déprimer ; les justes blâmes qu'il s'est attirés, ne l'ont point corrigé. La place qu'il occupe a fait sur son esprit une telle impreſſion, qu'il se regarde comme le Profeſſeur ou le Maître de l'Europe entière.

Un Médecin qui voue ſa plume au bonheur du genre humain, eſt très-louable dans ſes vues : mais il doit diſtinguer parmi ſes Confrères, ceux qui ſont encore Ecoliers, de ceux qui ſont des Maîtres expérimentés ; ceux-ci exigent beaucoup de ménagement : en un mot un Profeſſeur qui parle à ſes pareils, doit le faire d'un autre ton que celui qu'on lui paſſe dans ſes Ecoles.

S'il en faut croire les nouvelles de Vienne, M. de Haen s'y eſt fait des querelles, qu'un ſavant doit éviter le plus qu'il eſt poſſible. Pourquoi déclare-t-il la guerre à tous ceux qui ne battent pas des mains, à chaque volume qu'il fait paroître ? pourquoi veut-il tout dire, tout faire, tout maîtriſer ? Le public connoît à la fin les vrais motifs des ennemis déclarés de leurs égaux : il juge ces motifs, il les évalue, & il

ne manque pas de couvrir de mépris
des Agreſſeurs hargneux & des Déla-
teurs atrabilaires.

Qui a donné lieu à la diſpute qui
nous occupe, qui l'a ſuſcitée le premier ? M. de Haen : c'eſt lui qui a excité
l'orage de propos délibéré ; c'eſt lui qui
a invoqué la diſcorde, *ſciens & volens*.
Pour frapper d'un coup plus aſſuré, il
a eſſayé de faire de ſa cauſe, celle de
la conſcience, de l'honneur & de la
Religion ; & il a cru que la grande réputation qu'il s'adjuge, pouvoit lui
ſervir de retranchement : moyens frivoles que les ſages ſavent toujours
reconnoître & mépriſer !

On ne s'eſt pas contenté, en lui ré-
pondant, de repouſſer ſes injures, ſes
apoſtrophes & ſes vives ſaillies, qui
s'accordent difficilement avec la probité, avec la probité, dis-je, dont il
témoigne faire profeſſion : on a encore
traité le fonds des queſtions, & on l'a
ſommé, & on le ſomme encore de
répondre à M. Soleilhet.

S'il perſiſte dans ſon ſilence, qu'il
ne trouve pas mauvais que nous le re-
gardions comme convaincu d'avoir agité
des matières qui lui ſont étrangères &
inconnues, & d'avoir imprudemment

avancé des choses qu'il ne peut prouver , d'avoir imprudemment encore calomnié des Auteurs qui font les plus tolérans peut-être de tous les Médecins , & les moins jaloux de ses vertus & de son savoir.

L'urbanité (si je puis comprendre sous ce nom la noblesse des sentimens , & l'honnêteté qui distingua toujours les vrais savans), se concilie fort difficilement avec le pédantisme : le pédantisme , ordinairement aveugle, & souvent jaloux & barbare , peut seul entraîner dans des procédés mal-honnêtes & suggérer des satyres grossières.

Comme l'émulation est de tous les âges, la sensibilité & la vivacité peuvent l'être aussi : mais ce qu'on pardonne à la première jeunesse , on ne le pardonne point à un âge plus avancé : quand on a plus de quarante ans, on se rend coupable aux yeux du public , si on prétend donner à de certaines choses plus de prix qu'elles n'en ont en soi ; & alors , si on ne sait réprimer les mouvemens effrénés de l'amour-propre & de la cupidité , l'émulation se change en jalousie & en haine , elle enfante des projets pervers , elle dicte des réflexions peu mesurées , des injures, ressource ordinaire des furieux, comme des sots. *

M. de Haen est donc bien sûr de son fait ! commande-t-il à sa profession, & n'a-t-il jamais éprouvé dans sa pratique, des accidens faits pour augmenter la modestie des ames bien nées ? seroit-il enfin le seul Médecin, en qui les rigueurs de la profession n'auroient pas fait quelque impression profonde dans l'ame ? Nous le plaindrions, s'il ne sentoit pas ces impressions, qui doivent réveiller la vertu loin de l'abattre, mais qui doivent la rendre douce & traitable.

Malheur au Médecin qui ne sait pas modérer par un doute raisonnable, le feu de son imagination ; qui ne tolère pas dans ses Confrères des opinions différentes des siennes ! Malheur aux malades qui tombent entre les mains de ces doctes personnages enivrés de l'envie de primer sur tout le monde !

Il n'est que trop vrai que notre art a tant de faces, tant de côtés, qu'un seul homme ne peut les saisir tous, & que quelquefois les génies les plus médiocres rencontrent heureusement là où les plus brillans échouent : aucun d'eux n'a droit de faire des loix exclufives, & qui puiſſent s'oppoſer à la liberté qui eſt de l'eſſence de l'art.

Par quelle raiſon M. de Haen voudroit-il ſuſpendre les efforts, & étouffer les travaux de ceux qui, par une étude la plus ſuivie, cherchent à s'aſſurer des routes dans la carrière épineuſe de la Médecine ? Il auroit eu quelque raiſon de ſe conduire ainſi, ſi on ſe fût aviſé de le contredire ou de blâmer ſes ouvrages : mais tout au contraire, quelques-uns de nos François, qui travaillent ſur le pouls & ſur d'autres parties de l'Art de guérir, ont loué ces ouvrages & leur Auteur, & ont marqué de l'eſtime pour lui. Etoit-il donc juſte, étoit-il raiſonnable qu'il s'appliquât à les vilipender, & à les dénoncer comme coupables de pluſieurs fautes dont ils ſont innocens !

A Dieu ne plaiſe que nous veuillons empêcher de donner carrière à ſes lumières, ni mettre des bornes à la libéralité avec laquelle il donne des leçons ! Nous deſirons ſeulement que ces leçons ſoient écrites avec politeſſe, lorſqu'elles nous regardent ; qu'elles ne ſoient pas farcies d'injures, de mauvaiſes plaiſanteries, d'apoſtrophes, comme elles ſont ſemées de paſſages grecs, d'exclamations & d'autre petits tropes, trop rudes pour être même tolérés dans notre siècle.

Il est permis à M. de Haen, comme à tout autre de nos Confrères, de nous juger, d'évaluer nos Essais, de nous contrarier, & même de raviser le public sur nos bévues : *scimus, & hanc veniam petimusque damusque*. Mais il faut qu'un Critique, à moins qu'il ne veuille être pris à partie, se renferme scrupuleusement dans les bornes de la décence, lorsqu'il parle de personnes encore vivantes, & qu'il désigne par leur nom.

M. de Haen pourra, en usant de ces précautions, examiner la question du pouls, en dire son avis, avertir qu'il ne trouve pas ce que d'autres ont trouvé, demander, exiger qu'on éclaircisse ses doutes, qu'on réponde à ses objections, rejeter cette doctrine s'il la croit fausse & pernicieuse : personne ne veut lui contester ces privilèges.

On fera aussi en droit de lui opposer la défense que Solano employoit contre ceux qui vouloient lui disputer ses découvertes. « Je plains, disoit le bon » homme, sans fiel & sans malice, je » plains sincérement ceux qui ont le

» malheur de ne pas trouver dans le
» pouls ce qui y eſt ſi clairement expri-
» mé. Ceux qui manquent du degré de
» ſenſibilité néceſſaire pour entendre
» ces expreſſions, ſont incurables ».

Je ne me ſervirois point d'une telle
défenſe qui pourroit être mal inter-
prétée : je répondrois à un honnête
homme qui ne croiroit pas à la doctrine du pouls, que cette doctrine eſt
pourtant comparable à tous égards aux
autres ſources dans leſquelles on puiſe
des indications pour l'emploi des remèdes & des principes pour l'explication des phénomènes des maladies.
Pourquoi purge-t-on, & pourquoi fait-
on ſaigner ? quelle eſt la raiſon qui fait
donner la préférence à telle ou telle
méthode ? Pourquoi dans les maladies
examine-t-on les urines & les matières
des évacuations ? Pourquoi tâte-t-on le
pouls depuis tant de ſiècles ? D'où vient
auſſi, dirois je à un Médecin, que tel
de vos Confrères, tout auſſi honnête
homme que vous, voudroit quelquefois purger lorſque vous ſaignez, ra-
fraîchir lorſque vous échauffez, & qu'il
prend ſouvent une route toute oppoſée
à la vôtre, &c. ?

Tout le monde purge, & tout le

monde ſaigne, de même que tout le monde tâte le pouls : eh, qui ne fait ordonner & donner des avis, qui ne fait conſeiller des drogues ? Lorſqu'il faut remonter aux ſources & pénétrer les raiſons de tous les partis qu'on prend & des uſages qu'on ſuit, on arrive aux points métaphyſiques de l'Art ; on ſe trouve dans une région ſublime où le maſque de l'ignorance tombe. S'il en étoit autrement, la Médecine ne s'enorgueilliroit point des côtés brillans qui la diſtinguent des Arts méchaniques & de pure imitation. Les premiers principes, les vérités élémentaires, l'évaluation de ces vérités, ſont la pâture du génie, de la ſagacité, de l'enthouſiaſme : celui qui monte le plus haut, voit le plus loin : on ne ſait pas combien il en coûte d'ordonner ſuivant les auſtères loix d'un Art chaſte & ſacré, qui dédaigne également les conſeils nuiſibles & les inutiles. *Piſcis hic non eſt omnium.*

On ſait aſſez quel eſt le degré de lumières & de ſagacité néceſſaires à un Praticien ordinaire. Mais le Médecin raiſonne ſur les cauſes, il s'applique à ſaiſir les premiers principes, il ſuit la chaîne des cauſes à leurs effets, il examine ces effets; il tâche enfin de juger l'enfemble des refforts de l'économie animale.

Quand on eft parvenu à ces points difficiles où le dogme prend fa première fource, la raifon eft prefque forcée de fe taire, on n'apperçoit que conjectures, incertitudes & contrariétés; heureux alors celui qui fait fe raffurer & démêler quelques étincelles de la pure vérité !

On ne fauroit difputer aux Partifans du pouls, le privilège acquis au Médecin le plus phlegmatique, le plus modéré, lorfque faififfant une indication, fur quelque figne que ce puiffe être, il cherche à fe juger lui-même, fur la fuite & le fondement des faits & des raifonnemens, en vertu defquels il fe détermine : quelle reffource a-t-il ? il calcule, il combine, il fe détermine par fes propres fenfations, par fes connoiffances particulières, en écartant celles qui ne s'accordent point avec fa manière de voir.

Un Amateur du pouls fait précifément la même chofe; il fuit la même Logique; il forme fon tact, fon goût, fon jugement, fon plan, & fes décifions comme les autres Médecins forment les leurs, pour déterminer la néceſſité ou l'utilité d'une médecine, ou d'une ſaignée, ou bien pour expliquer quelque phénomène de la vie.

Tels ſymptomes annoncent qu'il faut purger ou ſaigner; tel rithme du pouls annonce que la nature eſt diſpoſée à l'évacuation du ſang, ou à celle des humeurs. Mais dira quelqu'un, je ne trouve pas ce rithme comme vous, je ne vois pas qu'il exprime l'intention de la nature : & moi, répondra le Partiſan du pouls, je ne comprends point que les ſymptomes que vous dites exiger une ſaignée ou une purgation, l'exige en effet, je ne vois pas ces ſymptomes comme vous.

Si on raiſonne, il raiſonnera; ſi on en appelle à l'obſervation, il en appellera à l'obſervation; ſi on invoque des autorités, il en invoquera; ſi on crie à la nouveauté, il criera à la nouveauté (car l'Ecole d'Alexandrie jointe à celle de Galien, a étudié & ſuivi le pouls dans le plus grand détail, pendant plus de vingt ſiècles; & les Chinois font la Médecine d'après les rithmes du pouls, depuis cinq cens ans avant l'Ere chrétienne) : ſi on prétend qu'il faut conſulter tous les ſignes, & le pouls moins

que les autres ; il dira qu'il faut confulter tous les fignes, & le pouls plus
qu'aucun autre : fi on finit par jetter
des doutes fur la doctrine du pouls, il
finira par jetter des doutes fur la doctrine de tous les autres fignes.

C'eft ainfi qu'en réduifant les chofes
à leurs premiers principes, & qu'en
appellant un fentiment intérieur de
chaque Médecin philofophe, les connoiffances qui le conduifent dans fa
théorie & dans fa pratique, je pouffe-
rois fort loin le parallèle de la doctrine
du pouls, avec tous les autres chefs de
doctrine, foit dans la théorie, foit
dans la pratique : chacun y trouveroit
fon compte, chacun verroit refpecter
les opinions fondamentales, & chacun
apprendroit de quoi refpecter également celles de fes Compétiteurs : *nofce
te ipfum*. Il en réfulteroit, entre autres
biens, le projet d'une paix perpétuelle
parmi les Médecins. Qui d'entre eux
réfuferoit de confentir & de concourir
à ce projet ?

M. Soleilhet s'offre de prouver à M.
Haen « qu'il doit compter fur la nou-
» velle doctrine du pouls, autant que
» fur toutes les règles de pratique,
» que ce Profeffeur a fuivies dans les

» treize parties de fon *Ratio Medendi* ;
» qu'il y a dans ces treize parties, un
» grand nombre d'affertions, fur lef-
» quelles on peut jetter non moins de
» doutes que fur les fignes tirés du
» pouls, & que M. de Haen ayant
» adopté ou donné la préférence à ces
» affertions, malgré ce qu'on peut leur
» oppofer, il doit de même adopter la
» doctrine du pouls, malgré quelques
» foupçons qu'on peut faire naître fur
» fa vérité & fon utilité ».

M. de Haen fe refufera t-il à l'offre qu'on lui fait ? Il ne pourra plus jouer feulement le rôle trop aifé d'Agreffeur & de Juge ; il fera obligé de foutenir fes propres principes. On demandera de même à ceux qui douteroient de la doctrine du pouls, de mettre leurs opinions en avant, pour qu'elles fer-vent de données & de point de com-paraifon. Sans cette précaution, on tenteroit vainement des examens qui ne meneroient à rien : on ne pourroit rien terminer avec ceux qui ne fe fe-roient pas affujettis à convenir des no-tions fur lefquelles ils appuient les vé-rités fondamentales de l'Art, & les conféquences théoriques & pratiques qu'ils en tirent.

M. de Haen servira d'exemple : il ravisera les imprudens; il s'est mis dans le cas, sur beaucoup d'objets, par exemple, celui dont il est question dans cet article, l'histoire des sueurs & de leur pouls. Les Auteurs qui ont parlé du pouls depuis Galien, ont tous décrit celui qui annonce la sueur critique : ceux qui ont traité des sueurs critiques, ont rappellé l'espèce de pouls qui les précède. M. de Haen a fait un traité du pouls, il en a fait l'histoire ; il a de même parlé des sueurs à deux reprises, & il ne dit pas un mot du pouls de la sueur : d'où vient ce silence singulier & assurément affecté ? Pourquoi priver les jeunes gens & les Lecteurs du *Ratio Medendi*, de l'histoire du pouls de la sueur ?

Notre Professeur s'est enferré lui-même; il peut sortir du cul-de-sac où il s'est mis : car enfin, ou il n'adopte pas le pouls de la sueur, ou il l'adopte. S'il ne l'adopte point, comment sauvera-t-il ce principe qu'il étale : « doc-
» trinam... quam de suo sinu genuit,
» gremioque natura fovit, quam... sæ-
» cula verissimam clamant... inconcussa
» subsistit... quidquid deblaterent... qui
» Majorum invintis minimè contenti,

» proprii ingenii partu , innotefcere
» celebrarique geſtiunt (*a*) ».

Cette règle par laquelle M. de Haen
établit qu'il faut croire ce que les grands
Maîtres enfeignent , eſt plus applicable
au pouls de la fueur qu'à toute autre
queſtion. Les Auteurs ne font depuis
dix-fept fiècles d'accord fur rien , autant
que fur l'exiſtence du pouls de la fueur :
M. de Haen auroit donc tort , fuivant
la loi qu'il promulgue , s'il n'admettoit
pas ce pouls.

S'il l'admet, on lui demandera en premier lieu pourquoi il a affecté de n'en
pas parler , en traitant expreſſément de
l'hiſtoire du pouls, depuis Hippocrate
juſqu'à nous , & en donnant les moyens
de diſtinguer les fueurs critiques.

En fecond lieu , s'il n'admet pas
l'exiſtence du pouls de la fueur, pourquoi n'admettoit-il pas celle des autres
pouls critiques , d'autant mieux qu'il
dit formellement qu'Hippocrate a fondé
des prédictions , annoncé des maladies,
& fuivi des crifes par le pouls (*b*) ? Ce

______

(*a*) *Rat. med. pars* 12. *pag.* 176.
(*b*) *Hippocrates confuluit pulfum ad progno-
fim..... profagiſſe morbos chronicos ex pulfu.....
neceſſitatem accurati pulſûs examinis ad crifes.....
obfervando didiciſſe. Ibid. Cap.* 1.

qu'Hippocrate

qu'Hippocrate a dit ne peut-il pas être répété ? Hippocrate étoit-il dans le délire lorsqu'il écrivoit sur le pouls, ce que M. de Haen veut qu'il ait écrit ?

Troisiémement, si M. de Haen admet l'existence du pouls qui annonce la sueur, pourquoi dit-il de Galien qui l'a découvert, que de tous les Auteurs qui ont écrit sur le pouls, il n'y en a pas un autre plus inutile à la postérité que Galien (a) ? Est-ce que la découverte du pouls de la sueur (quand Galien n'en auroit pas fait d'autre), n'est pas un service essentiel rendu à la postérité ? Est-ce que M. de Haen luimême ne se fortifie pas de l'autorité de Galien, qu'il a voulu rendre nulle dans un moment d'humeur (b) ?

Quatriémement, enfin, si M. de Haen admet au besoin le pouls de la sueur, il se fonde (par la règle exposée ci-dessus), sur l'autorité du grand nombre de ceux qui l'ont admis, & qui prétendent tous que la sueur paroît, d'après le pouls critique, dans quelque jour de la maladie qu'il se présente. Cela étant, pourquoi M. de Haen s'explique-

(a) *Ibid. Cap.* II.
(b) *Ibid.* pag. 206.

t-il ainsi ? « Viri expertissimi, eâ lege
» crises (sudorem) admittunt, ut... ad
» suorum specificorum pulsuum adpari-
» tionem, quocumque indiscriminatim
» die... crisim.. aucupari... contendant
» opportunumque agendi tempus... quæ
» doctrina, leges Hippocratis turbando
» violandoque, nonnisi perniciosa esse
» potest (a) ».

Il s'ensuivroit de cette loi, que le
pouls de la sueur, que M. de Haen
admet, par la supposition, est une chose
pernicieuse, & qu'il faut rejetter ce
pouls, parce qu'il risque de faire tomber en défaut les loix établies par Hippocrate (*medicinam subvertit* (b). Il ne
faudroit pas l'admettre, suivant cette
règle, à laquelle M. de Haen contre-
vient lui-même, en avouant qu'il ne
s'en tient pas aux jours critiques, pour
juger d'une sueur (c).

Voilà comme on risque de se laisser
surprendre, lorsqu'on écrit sans avoir
posé des principes, d'après lesquels on
raisonne. M. de Haen flotte continuel-
lement d'une proposition à l'autre : ce

____

(a) *Ibid. Cap. 1.*
(b) *Pars 13.*
(c) *Pars 12.*

qui lui sert de preuve dans quelques cir-
constances, il l'impugne dans d'autres :
il faudra voir enfin comment il se tirera
de la suite de sa discussion avec M.
Soleilhet.

J'ai voulu donner un exemple, pour
juger de la vérité que j'ai proposée : les
Médecins qui auront à combattre la
doctrine du pouls, doivent avant toutes
choses établir les qualités qu'ils demandent dans un fait, une observation,
une assertion, pour qu'elle soit réputée
vraie ou fausse, admissible ou non admissible : il ne faut pas raisonner avec
ceux qui n'auront pas mis par écrit ce
qu'ils appellent une vérité en Médecine, & les conditions que doivent
avoir des faits ou des assertions qu'ils
veulent bannir de l'Art.

Avec ces précautions que la bonne
Logique inspire, je crois les Partisans
du pouls fort en état de soutenir les
objections qu'on peut faire à leur doctrine. En attendant une dispute ainsi
ouverte à l'amiable, & entre des savans de bonne-foi, qui s'occuperont
uniquement du fonds des choses, &
qui mettront à leur examen, le ton
décent que le sujet exige, je crois que

les amis de la doctrine du pouls, peuvent continuer de la cultiver, avec autant d'application que d'eſpérance de voir enfin leurs travaux couronnés.

Au reſte, je ne prétends point engager les Partiſans du pouls à penſer comme moi, vis-à-vis d'un Adverſaire qui ſe préſenteroit pour combattre leurs opinions : je proteſte d'avance contre tout ce qu'on pourroit inférer contre leur manière de penſer, d'après les principes de raiſonnement & de diſcuſſion que je viens d'expoſer, & que je regarde comme la vraie Logique de l'Art. Il y a un grand nombre de Médecins qui ont adopté la doctrine du pouls; ils doivent jouir du droit de la défendre, comme ils l'entendront, & chacun à leur manière. J'ai ramaſſé & médité leurs obſervations; j'ai tâché d'en faire un corps; j'y ai joint mes réflexions auxquelles ils ne doivent pas s'aſſujettir, & dont je n'ai pas prétendu les rendre garans : je l'ai déjà dit dans un autre endroit.

L'amour dont M. de Haen brûle pour Hippocrate, me rappelle une queſtion qui lui a été faite dans le corps de cet ouvrage. On lui demande ce qu'il entend par un Médecin vraiment Hippocratique (*nos sumus verè Hippocratici*)? Je vais plus loin : le nom d'Hippocrate est dans toutes les bouches ; il se retrouve dans tous les Ecrits : peu de Lecteurs entendent les siens ; presqu'aucun Médecin praticien n'y puise les remèdes & les formules qu'il emploie. Quelqu'un connoît-il l'esprit d'Hippocrate, le fonds de son opinion sur l'essence de l'Art ?

M. de Haen a-t-il cette connoissance ? croit-il être *Hippocratique*, parce qu'il parle des crises & de la nature ; parce qu'il conseille l'eau d'orge & de miel, l'oxymel & le lait d'ânesse ? Pourquoi aussi ne conseille-t-il pas à ses malades de manger du coq rôti, de petits chiens, de boire de la décoction de ciguë (*), de se purger avec la limaille de cuivre, de se nourrir d'orobes, du

____

(*) Hippocrate faisoit prendre de la ciguë ; il conseilloit, suivant Leclerc, des sudorifiques, il faisoit vomir. M. de Haen a la ciguë en horreur ; il frémit quand il voit une sueur ; il aime mieux tenir les portes & les fenêtres de son Hôpital ouvertes jour & nuit, que de donner quelques sudorifiques ; il n'emploie pas les vomitifs les plus ordinaires, & il se tue de dire qu'il suit Hippocrate.

jus & de la pulpe de mercuriale ? Or-
donne-t-il auſſi, ſuivant Hippocrate,
l'ellébore fort ſouvent; trépane-t-il les
côtes ; emporte-t-il la peau de la tête
par une ſection orbiculaire ; brûle-t-il
profondément la peau dans les maladies
de la région du foie & de la rate; con-
ſeille-t-il des peſſaires avec les cantharides, l'ail & la tytimale ? Fait-il boire
la décoction de cantharides, du fruit
de juſquiame, de mandragore, dans la
fièvre quarte ? Fait-il prendre des baies
de tytimale dans la phthiſie, des vomitifs dans l'ileus, du poivre dans les
convulſions, du vin dans la pleuréſie ?
M. de Haen croit-il avec Hippocrate,
que ſi on ouvre à quelqu'un les veines
ou les artères des tempes, il n'eſt plus
propre à la génération, &c. &c. ?

Voilà quelques conſeils d'Hippocrate
& de ſon École : M. de Haen les donne-
t-il dans la ſienne ?

Encore une fois, on ne doit ſe van-
ter d'être *vraiment Hippocratique*, que
lorſqu'on ſuit à la lettre & ſans rien
oublier tous les préceptes d'Hippocrate.
M. de Haen les ſuit-il de même ? ou
bien un Médecin eſt *vraiment Hippocratique*, s'il connoît le ſyſtême, le plan
qu'Hippocrate s'étoit formé ſur la na-

ture & la nécessité de la Médecine, sur les liaisons de la théorie avec la pratique. M. de Haen connoît-il ces liaisons ? a-t-il concilié les préceptes généraux d'Hippocrate avec sa conduite auprès des malades ? sait-il comment Hippocrate traita les malades du premier & du troisième livres des Epidémies ? qu'il nous l'apprenne.

Enfin, j'ai oui dire que M. de Haen connoissoit d'Hippocrate l'écorce & les généralités répandues dans tous les livres Galéniques des derniers siècles ; que ce divin Grec avoit considéré la Médecine d'une manière fort différente de celle de M. de Haen : c'est à lui de nous éclairer sur ce point ; voilà qui peut donner matière à ses leçons.

En attendant, ceux qui liront les productions de ce docte Professeur, seront désormais dans le cas de faire l'attention convenable à la solidité & à l'importance de ses réflexions : les Lecteurs seront mis sur la voie, & ravisés par le peu de remarques qu'on vient de lire, sur ses divers volumes du *Ratio Medendi*, publiés & vantés comme la règle & le *prototype* du traitement à suivre dans les maladies qui y sont exposées : on verra comment il

faut compter fur fes citations & l'application qu'il en fait, &c.

J'efpère que fes nouveaux volumes
(qui verront fans doute bientôt le jour),
feront moins aigres & plus raifonnables que ceux où il eft queftion de nos
Médecins François. M. de Haen doit
s'attendre à reparoître fur la fcène. Je
rendrai compte un jour de l'ouvrage
de M. Wetsch (a), un des Médecins
de Vienne, qui n'ont pas été étonnés
de l'air d'importance de la douzième
partie du *Ratio Medendi*. Je parlerai
auffi de l'hiftoire du pouls de M. Gandini, Médecin de Gênes (b), qui a écrit
depuis M. de Haen, & qui n'a fait,
ainfi que M. Wetsch, aucune attention aux injures du célèbre Profeffeur,
contre la doctrine du pouls & fes partifans.

Cette doctrine eft affez connue aujourd'hui, pour qu'il foit aifé de pref-
fentir, qu'elle conduira peu-à-peu à
l'examen de plufieurs queftions utiles &
curieufes : je continuerai de recueillir
des matériaux pour l'éclaircir, en de-

(a) *Medicina ex pulfu. Vindobonæ* 1770.
(b) *Gli elementi de art. figmicá..... in Gene-
vá* 1769.

mandant toujours grace pour les fautes que je n'aurai su éviter. Je ne m'aviserai jamais de prendre le ton tranchant, vis-à-vis de mes Lecteurs, ni de prétendre forcer leur témoignage par des airs que la chose ne comporte pas plus que mon caractère.

La liberté dans les opinions fait le principal apanage, & à mon avis le seul agrément des Médecins : ils sont en droit & dans l'habitude de publier tout ce qui leur paroît utile & vraisemblable, & de dire franchement leur avis sur les matières de l'Art. Il nous est apparemment permis d'user de ce droit.

S'il arrive que les nouvelles observations sur le pouls, viennent à être démontrées fausses & de nulle valeur, les honnêtes gens qui les ont multipliées, auront perdu leurs peines, comme tant d'autres. Il faudroit être bien novice dans la culture du champ de la Médecine, pour ne pas savoir qu'il est semé de plantes éphémères & inutiles. Si la doctrine du pouls est de ce nombre, il faudra l'arracher : alors M. de Haen & ses Adhérens auront raison, & nous aurons tort.

C'est un aveu que nous faisons d'avance à des Juges sages & éclairés, à

la poftérité (fi nos écrits lui parvien-
nent), & à nos Contemporains. Lorfqu'on aura établi avec connoiffance
de caufe, que nos efforts & nos Effais
font nuifibles & hafardés, mal dirigés,
de nulle valeur, qu'ils n'ont pas les
qualités requifes pour pouvoir guider
dans la pratique ou dans la théorie de
l'Art, & marcher à côté de fes autres
principes; l'hiftoire du pouls augmen-
tera le grand nombre de queftions, qui
ne font malheureufement qu'oifeufes
& précaires en Médecine.

Mais, ni M. de Haen, aujourd'hui
Profeffeur à Vienne, ni aucun autre de
Haen, préfent ou à venir, n'auront la
liberté de nous infulter & de nous ca-
lomnier impunément, quand même ils
verroient mieux que nous.

S'ils s'oublient dans leurs expreffions.
s'ils font imprimer & réimprimer &
colporter des injures, fi leurs attaques
tiennent plus de la paffion de nuire, que
de celle de faire éclater la vérité; s'ils
font des ligues fourdes pour nous acca-
bler, des délations pour nous diffa-
mer, nous ne perdrons pas les occafions
propres à les démafquer.

F I N.

TABLE
DES MATIERES
Contenues

Dans les deux Parties du troisième & dernier Volume.

PREMIERE PARTIE.

Fin de la Table.

APPROBATION.

J'AI lu, par ordre de Monseigneur le Chancelier, un Manuscrit intitulé : *Recherches sur le Pouls par rapport aux Crises*, par M. de Bordeu, Docteur-Régent de la Faculté de Médecine de Paris, &c. Cet Ouvrage, qui fait suite à deux autres Volumes publiés sous le même titre, & justement estimés, m'a paru aussi intéressant que les précédens. Il présente une discussion judicieuse de faits concernant l'Histoire du Pouls, & des preuves décisives contre les écrits de certains Critiques. L'Auteur y ramène sans cesse ses Lecteurs à la doctrine des Anciens, dont il paroît avoir fait une étude particulière ; les vrais principes de Médecine pratique y sont développés avec beaucoup de clarté ; ses Recherches apprennent encore à apprécier la théorie de quelques Modernes, & présentent des idées neuves plus conformes à l'esprit d'Hippocrate & des autres Maîtres de l'Art. On y trouve sur-tout une suite d'Observations fournies par plusieurs Médecins de Paris & des Facultés du Royaume, tendantes à confirmer le sentiment de l'Auteur, & qui font de cet ouvrage un recueil précieux, également nécessaire à ceux qui étudient la Médecine & à ceux qui la professent. A Paris, ce 13 Novembre 1771.

GARDANE.

www.ingramcontent.com/pod-product-compliance
Lightning Source LLC
LaVergne TN
LVHW010747060726
842527LV00002B/402